현대가정의학시리즈 38

한평생 온 가족 건강을 위하여

허약체질 예방과 치료법

(완벽한 그림해설! 이론과 실천요령 총망라!)

현대건강연구회 편

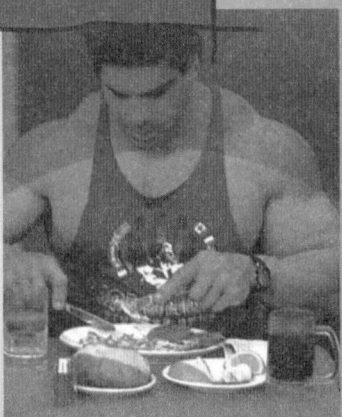

太乙出版社

□ 머리말

체질 개선으로 건강한 한 평생을

요즘은 비만형의 사람들이 많아져서 '아무리 많이 먹어도 살이 안찐다'고 하는 사람들이 오히려 선망의 대상이 되는 시대가 된 듯한 느낌이다. 십여 년 전만 해도 '몸에 붙은 살'은 '부귀(富貴)'와도 연관이 있는 듯한 생각들을 가지고 있었고, 실제로 성공한 사람들이나 나름대로 출세한 사람 중에 깡마른 사람들은 찾아보기 힘든 것이 사실이었다. 그러던 것이 요즘에는 '몸에 붙은 살'은 '게으름의 산물'이니, 혹은 '약한 의지력'의 표출 쯤으로 여겨지게끔 된 것이다.

그렇다고 해서 더러는 비만형이 좋지 않다고 정상적인 체중까지 줄이고 줄여서 급기야는 건강의 적신호를 몸에 붙이고 다니는 사람들조차 생기게 되었다.

이러한 일련의 사고(思考)들은 한 마디로 '건강'이 무엇인지를 올바로 이해하지 못하는 데서 오는 '무지(無知)의 산물'이라고 할 수밖에 없다.

'건강하다'는 것은 '비만형'도 '깡마른 형'도 아니다. 약간 많이 먹는다고 살이 듬뿍 찌거나 조금 덜 먹는다고 얼굴이 새하얗게 창백해지는 이상 체질도 아니다. '건강하다'는 것은 적당히 먹는 모든 음식물을 무리없이 소화해내고, 소화한 음식물의 영양분을 신체의 적재

적소에 골고루 전달하여 오장육부의 기능을 활발하게 유지시켜 주는 이상적인 체질을 말한다.

  비만형이나 깡마른 형, 창백한 형은 모두 허약체질의 범주에 속할 뿐이다.

  이 책은 글자 그대로 허약체질을 예방할 뿐만 아니라, 이미 허약체질을 앓고 있는 사람은 건강체질로 되돌아올 수 있도록 체질 개선 비법을 소개한 건강 지침서이다. 자신도 모르고 있는 허약체질의 건강 복원을 위하여 이 책을 충분히 활용할 수 있기를 바란다.

엮은이 씀.

차 례

□ 머리말 5

제1장 허약 체질은 식생활로 고칠 수 있다

1. 허약 체질을 예방할 수 있는 식생활의 이상적인 모습 16
□ 무리없이 살찌는 식사 16
□ 살찌기 위해서는 어떤 조건이 필요한가 16
□ 단백질을 늘리는 것이 중요 18

2. 운동 효과를 배증하여 허약체질을 예방하는 식사 요법
.... 25
□ 운동과 식사는 차의 양 바퀴 25
□ 각종 스포츠의 에너지 소비량 27
□ 영양소의 작용과 필요로 하는 양 30
□ 구체적인 칼로리 메뉴 33

제2장 허약체질을 고치면 수명이 연장된다

1. 요구르트 복용은 건강 장수에 확실히 도움된다 40
□ 장내에는 악인균과 선인균이 있다 40

□ 선인균을 건강하게 하는 요구르트 ·· 41
□ 요구르트로 평균 수명이 늘어난다 ·· 43

2. 규칙적인 식사야말로 건강 장수의 비결이다 ······························· 47
□ 비만이나 성인병을 낳기 위한 벼락 식사 ····································· 47
□ 아침 식사는 먹는 편이 바람직하다 ·· 50

3. 미식(美食)은 건강 장수에 역행하는 경유가 많다 ························ 54
□ 비뚤어져 있는 현대인의 식생활 ·· 54
□ 미식(美食)에는 이런 해가 있다 ··· 56
□ 설탕의 과다 섭취 ·· 57
□ 정제 식품의 조심 ·· 57
□ 동물 지방의 과다 섭취 ··· 58
□ 과식을 피하자 ··· 58

4. 과식(過食)은 단명(短命)을 부른다 ·· 60
□ 체중의 대소는 승부의 열쇠 ·· 60
□ 씨름꾼은 과식의 전형 ··· 61
□ 씨름꾼으로 장수한 사람은 없다 ··· 63

제 3 장 올바른 식생활 지식이 허약체질을 고친다

1. 알칼리성 식품은 잘못 이해되고 있다 ··· 68
□ 먹어도 당장에는 효과가 없다 ·· 68
□ 몸에는 산을 중화하는 작용이 있다 ··· 70

□ 충치가 생기면 요주의! 71
□ 치우쳐 있는 동양인의 야채 섭취 72
□ 외국인은 고기 3배의 야채를 먹는다 74
□ 많은 식품을 치우치지 않고 섭취한다 75

2. 육식(肉食)도 제대로 먹으면 허약체질 예방에 도움이 된다
.... 77

□ 육식의 좋은 점과 나쁜 점 77
□ 단백질은 어째서 필요한가 81
□ 동물성 단백질은 식물성보다 양질 84
□ 가장 이상적인 고기(肉類)의 먹는 법이란 86
□ 지방의 과잉을 막는 안전량 89
□ '산성 식품이 위험하다'는 말은 거짓말 90

3. 고기(肉類)는 종류별·부위별로 가치가 다르다 95

□ 식물보다 뛰어난 고기의 단백질 95
□ 종류와 부위에 의한 고기의 영양 차이 96
□ 왜 노인에게는 닭고기가 좋을까 98
□ 가장 능숙한 동물성 단백질의 섭취 방법 100

4. 허약체질 예방에는 날고기가 좋은가 구운 고기가 좋은가
.... 102

□ 고기를 굽는 것은 먹는 사람의 얼굴을 보고 나서 102
□ 고기의 살을 잘 살린 조리법 104
□ 햄이나 소세지는 굽지 않는 편이 좋다 105

5. 안전한 고기와 오염된 고기, 어떻게 구분하는가 107

□ 식육의 절반 이상은 살모넬라균이 붙어 있다 ················· 107
□ 기생충, 선도, 변질 등의 구분법 ····································· 109
□ 왜 간 고기와 간 고기의 가공품은 싼 것일까 ················· 111
□ 아직 남아 있는 고기의 농약 오염 ··································· 112
□ 안심하고 살 수 있는 정육점은 이런 가게 ······················ 113

제4장 허약체질 개선에 효과적인 생선 요법

1. 생선은 인간의 건강 유지에 왜 좋은가 ························· 116
□ 생선도 '고기'의 일종이다 ··· 116
□ 단백질은 어육도 수육도 동일 ······································· 117
□ 생선을 먹어도 되는 병, 안 되는 병 ····························· 120
□ 생선은 귀중한 칼슘원 ··· 123
□ 비타민을 충분히 공급하는 원 ······································· 126

2. 어패류, 영양가를 알고 먹으면 허약체질 개선에 도움된다
·· 128
□ 맛있는 '제철' 생선 ··· 128
□ 생선의 단백질과 지방의 함유량 ··································· 129
□ 생선의 비타민과 미네랄 ··· 130
□ 푸른 살 생선과 흰 살 생선 ··· 132
□ 신선도를 알기 어려운 냉동 생선 ································· 133
□ 조리에 의한 영양분의 변화 ··· 134
□ 연령에 따른 생선의 먹는 법 ······································· 135

3. 생선과 조개류, 영양가도 높게 맛있게 먹는 요령 136
□ 맛을 결정하는 지방과 정미 성분 136
□ 계절에 따라 영양 성분도 변한다 140
□ 생선의 냄새도 맛에 영향 141
□ 낡은 생선은 곧 죽여라 142

제 5 장 기름의 올바른 섭취는 허약체질의 예방과 치료에 특효적(特效的)이다

1. 동물성 지방 섭취는 득(得)을 보다 해(害)가 더 많다 144
□ 동물성 지방의 섭취와 관상 동맥 질환의 관계 144
□ 동물성 지방의 많은 식품과 적은 식품 147
□ 어린이에게까지 나타나는 동물성 지방의 해 148

2. 기름의 섭취 필요량은 연령에 따라 달라진다 153
□ 중년을 지나면 동물성 지방을 줄여라 153
□ 식물유의 능숙한 취급 방법 155
□ 40세를 지나면 식물유를 많이 섭취하라 157

3. 몸에 이로운 동물성 지방은 어느 것인가 159
□ 안심하고 먹을 수 있는 동물성 지방은 없는가 159
□ 리놀산이 많은 고기나 유제품의 개발 162
□ 콜레스테롤을 내리는 동물성 지방 163

4. 가장 몸에 이로운 식물성 지방은 어느 것인가 ·········· 165
- □ 수많은 장점을 가진 조합 식물유 ·········· 165
- □ 식물성 지방의 넘버 원은 조합 쌀기름 ·········· 168

5. 버터와 마가린은 어느 쪽에 몸에 더 이로운가 ·········· 172
- □ 고래 기름 마가린과는 천양지차의 맛과 향기 ·········· 172
- □ 마가린이 낳는 스트레스에의 저항력 ·········· 174
- □ 버터를 먹어서는 안되는 사람도 있다 ·········· 175

6. 기름을 이렇게 사용하면 다른 식품의 영양가를 배증시켜 다 ·········· 177
- □ 기름에 녹아야 비로소 흡수되는 카로틴 ·········· 177
- □ 동물성 단백질도 기름과 함께 필요 ·········· 179
- □ 카로틴이 많은 무, 당근의 잎 ·········· 180

7. 오래된 기름, 나쁜 기름은 건강을 해치고 생명까지도 위협한다 ·········· 182
- □ 기름은 매우 썩기 쉽다 ·········· 182
- □ 기름의 산화를 재촉하는 3요소 ·········· 183
- □ 싫은 냄새의 기름은 요주의! ·········· 186
- □ 산화유를 먹으면 천하장사라도 죽는다 ·········· 187

제 6 장 야채와 과일은 허약체질을 건강체질로 바꾸어 준다

1. 허약체질예방과 치료에 크게 도움되는 야채의 섭취 방법
··· *190*
☐ 야채의 효용에는 2가지가 있다 ·· *190*
☐ 유효 성분이 많은 야채의 섭취 방법은 의외로 적다 ················ *192*

2. 계절에 따른 야채의 의학적 효과 ···················· *196*
☐ 계절별로 야채를 이용하면 건강증진에 도움된다 ····················· *196*
☐ 허약체질에 도움되는 봄 야채의 종류 ······································ *197*
☐ 허약체질 예방에 도움되는 여름 야채의 종류 ························· *201*
☐ 허약체질 개선에 도움되는 가을 야채의 종류 ························· *206*
☐ 허약체질 예방과 치료에 도움되는 겨울 야채의 종류 ·············· *209*

3. 과일의 섭취는 허약체질에 어떻게 도움되는가 ········ *221*
☐ 야채와 과일은 어디가 다른가 ·· *221*
☐ 과일은 알칼리성 식품이다 ··· *222*
☐ 과일은 칼륨을 많이 포함하고 있다 ··· *223*
☐ 과일에는 비타민 C가 많다 ··· *224*
☐ 과일에는 비타민 A를 상당히 포함하는 것이 있다 ·················· *226*
☐ 과일에는 단맛이 있다 ·· *227*
☐ 과일에는 신맛이 있다 ·· *228*
☐ 과일은 펙틴을 포함하고 있다 ·· *228*
☐ 과일은 선유를 갖고 있다 ··· *228*
☐ 주요한 과일의 영양적 특징 ·· *229*

4. 재배 방법에 따라 영양가가 달라진다 ················ *240*
☐ 천연 식품이란 어떤 것인가 ·· *241*

☐ 재배 작물의 영양가는 점점 내려가고 있다 ·················· *241*

5. 허약체질에 도움되는 영양이 풍부한 고급 야채를 쉽게 재배하는 법 ························· *247*
☐ 사라다 만으로는 보충할 수 없는 야채 부족을 위하여 ·············· *247*
☐ 어떤 야채를 물재배로 만들 수 있을까 ························ *250*
☐ 간단히 할 수 있는 물재배의 방법 ···························· *253*

제 1 장

허약체질은 식생활로 고칠 수 있다

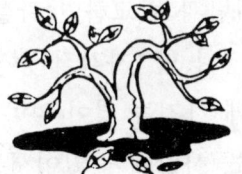

허약체질을 예방할 수 있는
식생활의 이상적인 모습

☐ 무리없이 살찌는 식사

'마른 사람에게는 여러 가지 무서운 해가 있다'고 한다. 확실히 너무 마르면 '해'가 있지만, 대개의 '마른' 사람의 경우는 해보다도 이득이 있다고 생각하는 것이 가장 '표준적'인 사고 방식이다.

즉 '말랐다'고는 해도 그것은 '뚱뚱하지 않다'고 하는 의미로, '뚱뚱함'의 정도를 주위 사람과 비교하면 확실히 '가늘'지도 모르지만, 그것에 의해 실제로 이렇다 할 '자각적 증상'이 달리 없으면 건강 상태는 우선 마음을 즐겁게 가지는 것이 얼마간의 이유로 조금 더 살찌고 싶다고 생각하고 있는 사람에게 있어서는 그 목적을 달성하기 위해서 가장 중요한 점이다.

☐살찌기 위해서는 어떤 조건이 필요한가

제1장 허약체질은 식생활로 고칠 수 있다 · 17

그런데 '살찌다'란 체구성분중의 무엇의 양을 늘리면 좋을까. 그림 1은 '표준적 남녀'의 체구성분이다. 체내에는 몇 백종 혹은 몇 천종이라고 해도 좋을 만큼 많은 종류의 물질이 존재해서 각각 특유의 기능을 맡고 있지만, 크게 나누면 그림에서 보듯이 물과 지방과 단백질이 대부분을 차지하고 있다. 그 밖의 것, 즉 당질이라든가 무기질이라든가 비타민류라든가 호르몬이라든가 색소라든가는 전부 합쳐도 체중의 수퍼센트를 차지하는데 불과하다. 따라서 체중을 늘리려고 하는 경우에는 물, 지방, 단백질의 어느 것인가를 늘리도록 하면 된다. 그러나 '물'만을 늘려서 물렁살이 쪄도 건강적인 상태라고는 말할 수 없고 또한 그와 같은 체중 늘리는 법은 누가 생각해도 본의가 아닌 것일 테니까, 적극적으로 수분을 늘리는 것은 의미가 없다고 하면 나머지는 지방과 단백질이라고 하게 된다.

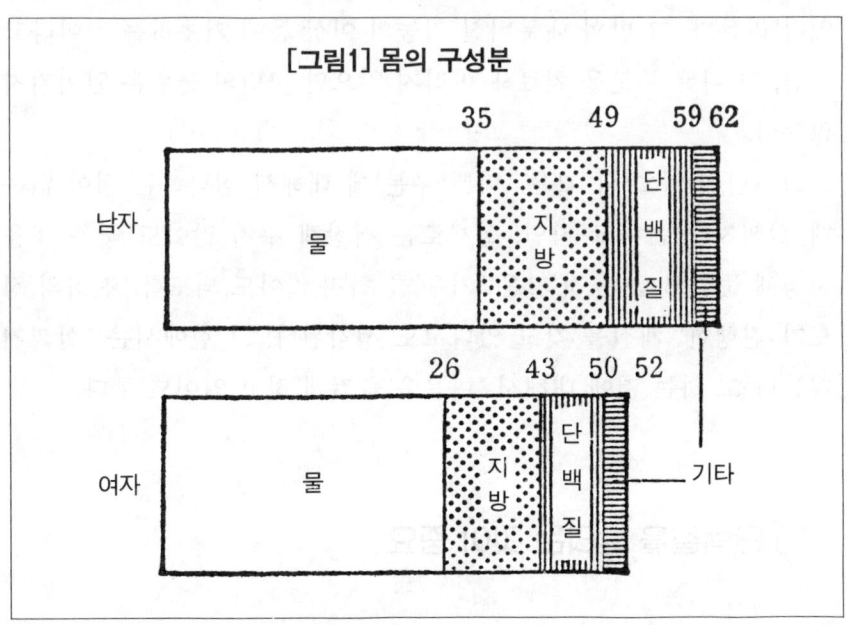

[그림1] 몸의 구성분

단백질의 어느 쪽이 늘리기 쉬우냐고 하면, 일반적으로 말하자면 '지방'이다. 그리고 이것은 특히 늘리려고는 '하지 않았는데' 늘어나 버려서 곤란해하고 있는 사람이 많은 것이 소위 '선진국'에 거주하는 사람들에 대한 현상이다. 원래 모든 '동물'은 그 수에 비해서 식량의 양이 적은 조건하에서 생존하고 진화도 해 온 것이기 때문에, 항상 '굶주림'의 공포밑에 있으며 따라서 만일 식량에 여유가 있으면 필요 이상의 잉여분을 체내에 저장해 두고, 굶주림에 대비하자고 하는 '체질'을 가진다. 그 때문에 '자유롭게 먹는다'고 하는 상황에 놓이면 가만히 있어도 저장 지방은 늘어나는 것이다.

  주위 사람들이 모두 그런데 자신의 몸에는 그와 같은 체질이 갖춰져 있지 않다고 하는 점에 '너무 마른 사람'의 고민이 있다. 그리고 그것이 '소화기가 건전치 않다'라든가 '갑상선 기능이 너무 항진해 있다'라든가, 그 밖의 내분비선 기능의 이상 등에 기초하는 것이라고 하면, 그 나쁜 부분을 치료해 버리지 않으면 고민의 근원은 없어지지 않는다.

  그러나 만일 그와 같은 '나쁜 부분'에 대해서 짐작하는 점이 없는데 살찌지 않는다고 하면, 실제로는 저장해 두지 않아도 좋은 것을 저장해 둔다고 하는 것 같은 '기우'를 하지 않아도 되도록 '진화의 정도가 진행한' 체질을 갖고 있다고도 생각된다. 그 한에서는 '살찌지 않는다'고 하는 것에 대해서 '마음을 즐겁게' 하고 있어도 좋다.

□ 단백질을 늘리는 것이 중요

'단백질'에 대해서 생각해 보면, 체내에 존재하는 단백질은 근육이나 뼈를 비롯해서 각 장기에 분포해 있다. 그리고 이런 단백질들은 각 장기에 단지 '존재'하는 것이 아니고, 각장기의 가장 주요한 '구성분'이 되고 있다. 그래서 체내의 단백질량을 늘리기 위해서는 몸 전체 장기의 크기를 늘려야 한다고 하는 것이 된다.

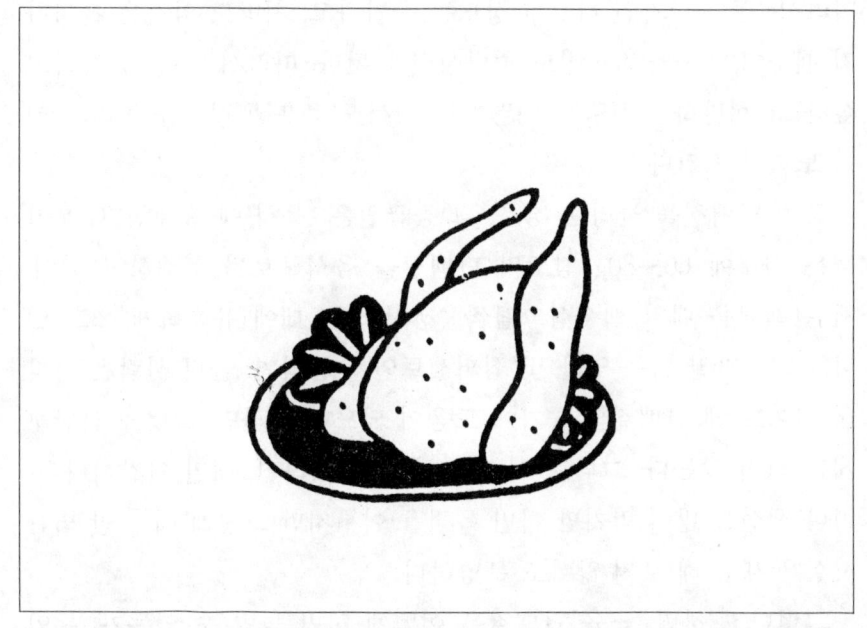

그리고 체내 단백질의 4분의 3 정도는 근육과 뼈에 있고, 그 밖의 부분이 여러 가지 중요한 장기를 형성하고 있다. 그래서 체내 단백질량을 늘리기 위해서는 그것들 여러 가지의 장기를 '비대'시켜도 좋지만 이런 장기들은 상당히 영양 상태가 나쁘거나 혹은 병이 아닌 한 '위축'한 상태에는 없고, 대개 살이 쪄 있는 사람과 같은 중량을 갖고 있다. 따라서 기능적으로 말하자면 비대시킬 필요는 없고 또한 비대시키는 것은 곤란한 상태에 있다. 그래서 체내 단백질량을 늘린다고 하면 그 표적은 근육과 뼈로 향하게 되지만, '뼈'쪽은 이미 일정 길이와 굵기가 고정되어 있기 때문에 표적은 '근육'에 좁혀진다. 그리고 이 표적은 취급 방법에 따라서 단백질량을 늘리는 것 같은 성질을 갖고 있다.

만일 근육의 단백질량을 0.5kg 증가시키는 데에 성공하면, 그것에 따라서 '물'도 '자연'히 2kg 정도는 증가하고, 지방도 약간은 늘어나기 때문에 체중을 3kg 정도 증량시키게 된다. 따라서 '체중을 늘리고 싶다'고 희망하는 사람은 어떻게든 해서 근육 단백질량을 늘리는 데에 노력하면 된다.

근육 단백질을 늘리는 경우, 그 공급원은 '음식'에 유래한다. 우리들은 하루에 60~80g 정도의 단백질을 음식물로써 섭취하고 있어, 체 단백질을 매일 백수십그램씩 '갱신'하는 데에 유용하게 쓰고 있다. 그럼, 만일 먹는 양을 몇 십퍼센트인가 늘리면, 늘린 사람은 가만히 있어도 체 단백질의 증가에 도움이 되느냐고 하면, 그렇게 간단하게는 되지 않는다. 그와 같이 간단히 되는 거라면, 매일 달걀이나 고기나 생선을 많이 먹기만 하면 목적을 이루지만 그렇게 해도 안 되는 사실은 새삼 해 보지 않아도 분명하다.

그렇다고 하면, 근육 단백질은 어떻게 하면 늘릴 수 있는가. 독일의 생리학자 헤팅거는 반복해서 인체 실험을 한 결과, 근육 단백질량을 수 퍼센트 늘리는 방법을 발견했다. 그러나 그것을 위해서는 조금만 신경을 누그러뜨리고, 다음과 같은 트레이닝을 매일 반복하는 것이 필요하다.

트레이닝의 내용은 한마디로 말해서 근육에 자극을 주는 것이다. 이것은 '살빼는 식사'의 장에서 체력 감퇴를 막는 운동으로써 들어

두었지만, 보다 적극적으로 살찌기 위해서도 사용할 수 있다. 근육의 수축에는 '등장성(等張性) 수축'과 '등척성(等尺性) 수축'이 있으며 유효한 것은 등척성 수축쪽이다. 예를 들면, 같은 체조를 하는데 힘을 빼고 팔을 휘두르거나 몸을 굴신시키거나 하는 것은 주로 '등장성 수축'쪽이고, '등척성 수축'이란 그것에 의해 몸이 구부러지느냐 구부러지지 않느냐에 상관없이, 근육에 꽉 힘을 주어 긴장시키는 것이다. 이와 같은 근육의 긴장을 주면, 그 근육은 굵어질 여지가 있는 한 굵어져 간다. 그리고 근육이 굵어지면 근육에 단백질이 늘어나서 근육 선유의 한개 한개가 굵어진다. 그리고 그것에 따라서 '근력'도 증가함은 말할 필요도 없다.

 이와 같은 '자극'을 온몸의 가능한 한 많은 근육에 주는 것을 매일 계속하면서, 식사마다 '양질 단백질'을 충분히 섭취하도록 하고 있으면, 반년 후에는 분명히 근육의 중량은 몇퍼센트인가 늘어나고, 그것에 따라서 근력도 늘고 체중도 늘어난다. 근육의 증가량이 전체로 5% 정도라도, 그것만으로 체중은 2~3킬로 늘어나게 된다. 그리고 그 외, 근육은 체내에 있어서 가장 활성도가 높은 조직이기 때문에 그것이 이와 같이 매일 적절한 자극을 계속 받게 되면 그것에 따라서 혈액량도 늘어날 것이고, 또한 식욕도 더해져서 섭취 에너지량이 늘어나고 어느 사이엔가 피하 지방도 두꺼워지는 것이 기대된다. 즉, 가령 말라 있어도 건강도는 낮지 않다고 하는 사람의 경우라도 근육 증량을 목표로 해서 트레이닝을 거듭하면, 체중 증가의 목적을 달성함과 동시에 건강도는 더욱 증가한다고 하는 결과를 초래하는 것이다.

 그 경우에 '양질 단백질'을 섭취하는 양은 그다지 팽대한 것이 아니어도 된다. 개량을 나타내면 하루에 달걀 1개, 우유 2개, 고기 50g, 생선 1토막, 된장국 1공기, 두부 반모 정도로 충분하다. 그리고 달걀 1개는 6g, 우유 2개는 12g, 고기 50g은 8g, 생선 1토막은 12g, 된장국 1공기는 2g, 두부 반모는 8g(합계 48g)의 양질 단백질을 포함하기 때문에 때에 따라서 적당히 서로 '대체'시키면서, 양질 단백질량이 1일에 50g 가까이 되도록 하면 좋다.

1일 4식의 배합례를 나타내 두자.

> 아침 : 된장국 1공기, 달걀 1개
> 점심 : 고기 50g, 우유 1개
> 저녁 : 생선 1토막, 두부 반모
> 간식 : 우유 1개

여기에서 오해를 피하기 위해서 강조해 두고 싶은 것은 '음식'으로써 주의해야 할 것이 아직 그 밖에도 있다고 하는 점이다. 그 하나는 여기에 서술한 것이 반찬중의 '주채'라고 한다면, '부채'에 대해서다.

부채란 야채, 감자, 과일 등이 식품에 의해 구성되는 반찬 부분으로, 단백질량은 적지만 그 밖의 중요한 영양소를 포함하고 있어 그 섭취량은 주채에 어울릴만큼 충분히 섭취해야 한다.

예를 들면, 전술한 예의 아침 식사에 있어서는 된장국의 식으로써 미역 등을 넣고, 김치를 곁들임과 동시에 토마토 1개 혹은 귤 1개 정도의 것을 곁들여야 한다. 점심 식사를 카레라이스로 하면 감자, 당근, 양파, 돼지고기 등을 배합함과 동시에 생야채의 샐러드 1접시 정도를 곁들일 필요가 있다. 또한 저녁 식사에는 시금치 무침이라든가,

우엉 무침이라든가의 야채 요리를 합쳐서 2접시 정도 곁들일 필요가 있다. 간식에도 에너지량이 필요하면 고구마라든가 바나나, 적당한 과일을 먹으면 좋다.

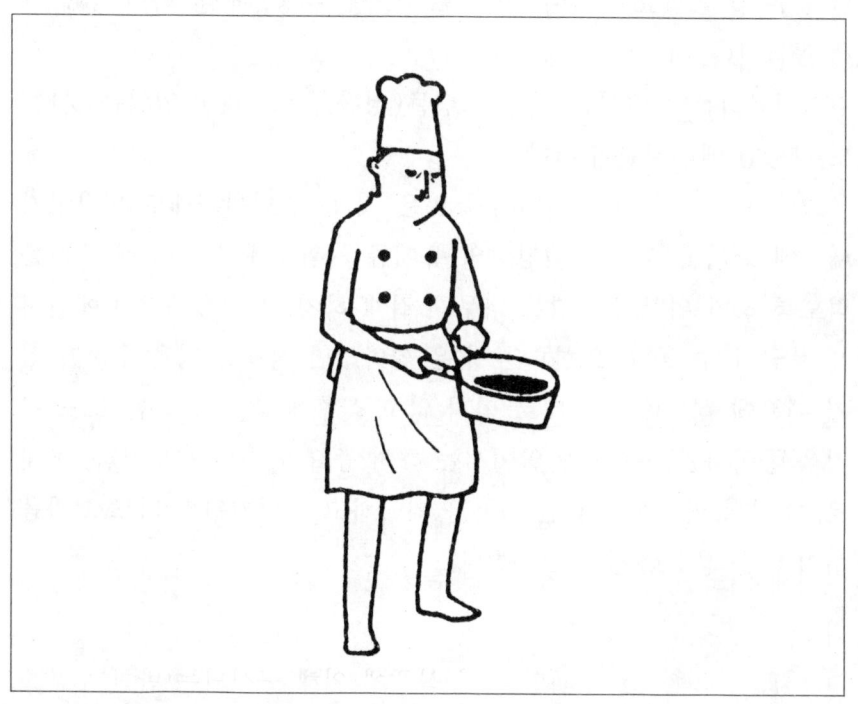

 이와 같이 주채와 부채에 주의하고 특히 주채에 있어서는 젖, 유제품, 부채에 있어서는 녹황색 야채를 빼놓지 않도록 주의함으로써 단지 근육이 굵어질뿐 아니라, 체력 증강의 기초에 필요한 영양소가 충분히 공급된다. 그 기초가 있어야 비로소 '식욕'은 정상화의 루트를 타고 '에너지원'이 되는 식품의 섭취량도 자연히 늘어나, 어느 사이엔가 '살이 찌는' 것이다.
 이와 같이 해서 매끼의 식사를 구성해도 이상과 같은 '반찬'이 공

급해 주는 '에너지원'은 1000cal가 채 안된다. 하루에 소비하는 에너지는 2000cal라든가 2500cal라든가 일테니까 '살찌기' 위해서는 식욕을 만족시킬 정도로 에너지원을 섭취할 필요가 있다. 그 가장 유력한 것은 말할 필요도 없이 '곡물'로 밥, 빵, 우동, 메밀, 라면 등에 의해 공급된다.

과자류라든가 케잌류, 혹은 설탕물(청량 음료수라고 일컫는 것)등도 상당한 에너지원이 된다.

그러나, '양이 적고 에너지가 많은 것'은 뭐니뭐니해도 지방이기 때문에 요리를 하는데 적당량의 유지류를 활용해서, 기름진 요리를 먹도록 하면 위장의 부담을 너무 무겁게 하지 않고 충분량의 에너지를 보급할 수 있다. 또한 '단 것'은 깜박하면 식욕을 잃을 우려가 있기 때문에 식전에는 절대로 먹지 않고 식후에 먹도록 하는 것도 단 것을 좋아하는 사람에게 있어서는 특히 중요한 주의 사항이다. 반대로, 소량의 알코올 음료는 식욕을 자극하고 에너지원도 되므로 과음하지 않을 정도로 활용하면 좋다.

운동 효과를 배증하여
허약체질을 예방하는 식사요법

□ 운동과 식사는 차의 양 바퀴

건강을 위해서 스포츠를 하는 것이 최근 상당한 붐을 일으키고 있다. 마라톤 대회에 남녀 노소를 불문하고 많은 사람이 참가해서 주최자가 기쁜 비명을 질렀다든가, 미용을 위해 차밍 클럽에 다니는 중년 여성이 늘어나고 있다든가 하는 것이 이를 잘 대변해 주고 있다. 샐러리맨의 골프붐도 여전히 활발하고 수영 교실도 꼬마들로 어디나 북적대고 있다.

그러나 한국인의 운동 부족은 결코 해소되고 있지 않다. 비만으로 고민하는 중년 남성은 어느 직장에나 많이 볼 수 있다. 한편, 최근 한국인의 칼로리 섭취량은 오히려 감소하고 있어, 화이트의 표준은 2500cal인데 대해, 실상은 2300cal이다. 이와 같은 운동 부족과 칼로리 섭취의 저하는 결과로써 체력의 저하를 부르고 있다. 따라서 건강하게 일하기 위한 체력을 키우기 위해서는 충분한 운동과 그것에 어울릴만한 식사를 섭취하는 것이 필요하다.

운동과 식사(영양)는 우리들의 건강에 있어서 차의 두 바퀴와 같은 것이다. 예를 들면, 비만 한 가지를 예로 들어봐도, 운동 부족이라든가 영양의 과다섭취중 하나다. '최근의 한국인은 소식이지만 과식이 되고 있다'고 일컬어지는 것은 칼로리 섭취량은 감소하고 있지만, 그것을 소비하는 운동이 더욱 부족하기 때문에 상대적으로는 과식하고 있다고 하는 의미이다. 이것은 문명국에 공통하는 고민이지만 한국의 장래를 생각하면 방치할 수 없는 문제이다.

특히 도시인의 경우, 영양은 잘 섭취하고 있지만 운동이 부족하기 때문에, 비만, 당뇨병, 심장병 환자가 늘어나고 있다.

비만인의 경우에 동맥경화에 의한 뇌졸중, 심장병 등의 발병 가능성이 높다. 또한 신장 장해, 간장 장해, 고혈압증 등의 원인이 되는 당뇨병도 비만인에게 많다. 일반적으로 도시에서는 이와 같이 현저한 운동 부족에 의한 건강 장해가 많다.

한편 농촌에서는 육체 활동은 더욱 활발하지만, 영양의 밸런스가 나쁘기 때문에 몸이 작고, 빈혈, 고혈압, 뇌졸중 등이 다발하고 조로도 현저하다.

이상에서 운동과 영양의 어느 쪽인가가 부족해도 건강 장해나 체력의 저하를 부르는 예로써, 도시인과 농민에 대해서 언급했지만, 스포츠를 하는 경우도 마찬가지로, 그것에 병행한 영양을 섭취하지 않으면 큰 효과를 기대할 수 없다.

충분한 운동과 그것에 맞는 식사의 이상적인 방법을 생각할 때, 대강 그 판정에서는 체중의 증감이 표준이 된다. 큰 변동이 있을 경우는 운동과 식사의 밸런스가 무너지고 있다는 증거이다. 그러나 더욱 정도를 올려서 운동과 영양의 밸런스를 잡기 위해서는 운동에 의한 에너지 소비량을 평가해서 그것에 맞는 식사를 섭취해야 한다.

□ 각종 스포츠의 에너지 소비량

물론 '운동'이라고 한마디로 말해도 그 종류나 방법에 따라 소비되는 에너지는 대폭으로 달라진다. 에너지 소비량을 아는 지표로써 우선 각종 스포츠에 있어서의 에너지 대사량을 아는 것이 필요하다. 이것은 이미 많은 전문가에 의해 측정되고 있지만 에너지 대사를 나타

[스포츠에 필요한 칼로리량의 양]

운동 및 일상 생활 속의 동작	에너지 소비량
보행(분속 60m로 60분)	190cal
보행(분속 120m로 60분)	610cal
마라톤(30분)	530cal
라디오 체조(5분)	17cal
수영(자유형을 10분)	510cal
수영(접영을 60분)	610cal
사이클링(평지를 60분)	290cal
사이클링(언덕 60분)	940cal
골프(2시간)	600cal
배구(9인제 60분)	200cal
배구(6인제 60분)	520cal
야구(2시간)	490cal
보디빌딩(1분 간)	134cal
계단을 오른다(10분 간)	80cal
목욕(30분)	120cal
사무(30분)	110cal

내는 데에 종래는 에너지 대사율이라고 하는 기준을 이용하고 있었다. 이것은 운동에만 소비되는 에너지가 기초 대사의 몇 배에 해당하는지를 나타내는 지수로, 에너지의 소비 강도를 비교하는 데에는 알맞다.

그러나 최근에는 에너지 대사율을 이용하지 않고 운동시의 총에너지 소비량(기초 대사·안정 대사·운동 대사)를 단위 시간당, 체중당의 칼로리로 나타내는 것이 일반적으로 되어 있다. 이 표시법은 개정된 '일본인의 영양소 요량'의 산정에 있어서 이용된 것으로 일반인도 알기 쉽고 소비량 계산에 편리하다.

이 방법에 의해 각종 스포츠의 에너지 소비량을 계산해 보자(모두 체중 60kg의 사람의 경우).

분속 60m로 1시간 걸었을 때는 190cal 소비한다. 분속 100m로 1시간 걸으면 390cal 소비한다. 분속 120m라면 610cal를 소비하게 된다. 분속 60m와 120m의 경우를 비교하면 알 수 있듯이 스피드가 배가 되어도 소비 칼로리는 단순히 배가 되지 않고 3배로 늘어난다.

또한 분속 60m로 1시간 걸은 거리와(분속 120m로 30분 걸은 거리는 같지만, 에너지 소비량은 분속 60m라면 190cal, 분속 120m라면 305cal로 달라진다. 즉, 시간을 들여서 느긋하게 걸은 편이 에너지 소비량은 훨씬 적은 것이다. 반대로 말하자면 운동 부족의 사람은 느긋하게 걷고 있어도 운동부족의 해소가 되지 않는다.

다음에 '달리는' 경우를 예로 들어 보자. 마라톤의 경우 30분간 걸으면 530cal 소비한다. 따라서 걷는 것보다 상당한 운동이 된다.

또한 아침의 라디오 체조는 5분간에 17cal를 소비한다. 스포츠의 준비 체조도 거의 이것과 같은 정도의 에너지 소비가 된다.

여름은 수영 시즌이지만 수영으로 소비하는 에너지는 어느 정도일까. 자유형을 10분간 하면 510cal. 한편, 같은 조건에서 접영을 하면 610cal이다. 이것으로 자유형보다도 접영 쪽이 에너지를 많이 소비하는 사실을 알 수 있다. 평영이라면 440cal의 소비이다.

가까운 레크리에이션인 사이클링은 시속 10km로 평지를 1시간 달렸을 경우 290cal의 소비이다. 언덕길이라면 시속 10km로 1시간 달리면 940cal가 된다. 이것이 내리막길이 되면 단 96cal밖에 사용하지 않는다.

중년 샐러리맨에 팬이 많은 골프는 어떨까. 볼을 치거나, 줍거나, 걷거나, 모든 것을 합쳐서 평균 2시간의 플레이를 하면 600cal가 된다.

어머니 배구가 최근 유행하고 있는데, 9인제로 3세트를 1시간 들여서 하면 200cal, 이것이 6인제(4세트)라면 520cal의 에너지를 소비한다. 즉, 9인제 배구와 6인제 배구를 비교하면, 6인제 배구 쪽이, 압도적으로 많은 에너지를 소비한다고 하는 것이다.

또한, 동네 야구를 2시간 즐기면 490cal 사용한다. 아령 운동이라면 10분간에 134cal를 소비하게 된다.

몇 가지 스포츠의 에너지 소비량을 들어 보았지만 일상 생활속의 운동량을 예로 들어 비교해 보자. 예를 들면, 계단 오르기를 10분간 계속하면, 80cal를 소비한다. 30분간의 목욕에 사용하는 에너지는 120cal이다. 또한, 책상 위에서의 사무(기장, 주판 등)을 30분간 했을 경우 110cal가 된다.

이와 같이 일상 생활속의 동작과 각종 스포츠의 에너지 소비량의 차에는 큰 차이가 있다. 스포츠 쪽이 훨씬 에너지를 소비하는 것은 일목 요연하다.

따라서 스포츠를 하면 그만큼 많이 식사(영양)에 의해 칼로리를 보급해야만 한다. 즉, 스포츠의 종류나 방법에 따라 식사의 양도 달라져야 한다.

□ 영양소의 작용과 필요로 하는 양

그런데 스포츠에 의해 사용한 에너지를 보급하기 위해서는 단순히 칼로리량을 생각하면 좋다고 하는 것도 아니다. 칼로리는 족해도 밸런스를 빼면, 몸의 부조화를 부를 뿐 아니라, 심할 때에는 병을 불러 일으킨다.

에너지원이 되는 영양소는 탄수화물(당질), 지방, 단백질의 3가지로, 이것들은 3대 열량소라고도 일컬어지고 있다. 한편, 미네랄이나 비타민은 에너지원은 되지 않지만, 몸의 작용을 원활히 하는 영양소로써 각각 특유의 작용을 갖고 있다. 따라서 이것들 모두를 스포츠에 맞춰서 밸런스를 잘 잡는 것이 중요하다. 각 영양소의 1일에 섭취해야 하는 양을 소요량이라고 부르고 있지만 이것은 연령이나 성에 따라 다르고 몸의 크기, 운동량, 추위 더위의 환경 조건 등에 따라서도 좌우된다.

비타민이나 미네랄은 미량 영양소라고도 불려서 그 소요량은 극히 적어 밀리그램 단위이기 때문에 식단에의 도입 방법이 어려운 경우는 약품으로 섭취하는 것도 가능하다. 오히려, 식단에서 중요한 것은 3대 열량소의 비율이다.

우선, 단백질은 세포의 주요 구성분일뿐 아니라 효소, 항체, 호르몬 등 생명 유지에 없어서는 안 되는 중요한 물질이기도 하다. 단백질은 에너지원으로써 보다도 몸의 구성분으로써 필요하기 때문에 반드시 소비 칼로리에 비례해서 많이 섭취해야 하는 것은 아니다. 운동을 하는 경우 양질의 단백질을 일상 섭취하고 있는 것보다 많이 체중 1kg당 2g을 목표로 해야 한다. 이것은 상당히 격렬한 운동을 하는 사람의 경우에 적용되며 보통 사람의 경우는 16g 정도로 충분하다.

예를 들면, 체중 60kg의 사람이 하드 트레이닝을 할 때에는 120g의 단백질을 필요로 하지만, 보통의 운동이라면 100g 정도라고 하는 계산이 된다. 물론, 운동을 하지 않아도 80g은 필요하다. 단백질에도 동물성과 식물성의 2가지가 있지만, 영양가가 높은 동물성 단백질을 섭취해야 한다. 단백질의 칼로리는 섭취하는 총칼로리의 19%(소비 칼로리 2500cal의 경우)에서 16%(소비 칼로리 4000cal의 경우)의 폭을 갖게 하면 충분하다.

지방은 운동을 하는 경우 3대 열량소 중에서도 특히 중요한 영양소이다. 지방의 장점을 한가지 들면, 그램당의 칼로리가가 탄수화물이나 단백질에 비해 2배 이상 있다고 하는 것이다. 고칼로리라고 하는 것은 먹는 양이 적어도 배가 든든한 것이다. 격렬한 스포츠로 하루의 에너지 소비가 많은 경우나 식사를 할 기회가 적은 경우에는 지방이 많이 포함된 식사를 하는 편이 효과적이다.

따라서 1일의 소비 칼로리가 많으면 많을수록 섭취하는 칼로리 중에서 지방이 차지하는 비율도 당연 높아져야 한다. 운동을 하지 않는 상태라도, 섭취하는 총칼로리의 20~25%(1일 50g 평균)를 지방에서 섭취하고 있다. 따라서 운동을 하는 사람은 섭취하는 총칼로리

(4000cal의 경우)의 35%를 목표로, 1일 150g 정도 섭취하는 것이 필요하다.

　그런데 최근, 특히 주목받고 있는 문제로 동맥 경화증이 있다. 이 동맥 경화증과 지방의 섭취와는 깊은 관계가 있다. 여기에서는 자세히 서술하지 않지만, 동맥 경화증을 막는 데에는 식물유를 사용해야 하고 그 중에서도 참기름이나 옥수수 기름이 효과적이다. 단, 식물유 중에서도 야자유 등은 예외로, 역효과이므로 피해야 하고, 동물성 지방 중에서는, 생선이나 닭의 지방은 문제가 없다. 식물유 속에 포함되어 있는 리놀산은 비타민 F라고도 불려서, 인체에 불가결하고 콜레스테롤을 억제하는 유용한 지방산이기도 하다.

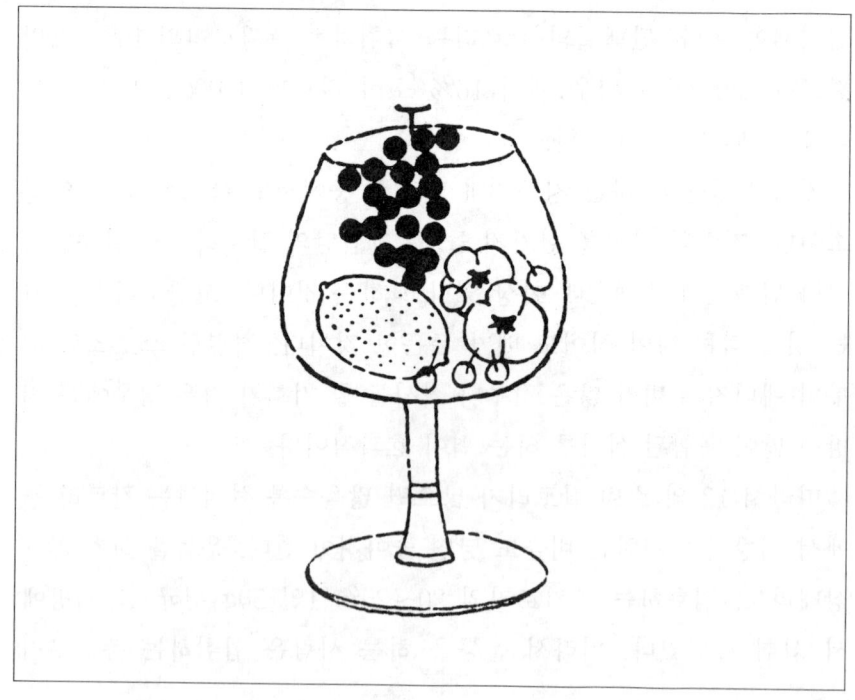

운동하기 시작했을 때에 연소해서 에너지의 주역을 맡는 것은 탄수화물(당질)이다. 예를 들면, 격렬한 스포츠로 혈당이 내려가서 피로했을 때에는 단 것을 먹으면 즉효성이 있다. 따라서, 마라톤 도중에서는 설탕, 포도당, 과당 등의 수용액이 스테미너 회복을 위해서 좋다.

단, 탄수화물의 결점은 칼로리가가 낮은 점이다. 그램당의 칼로리가는 단백질과 같은 4cal로, 지방(9cal)의 반이하이지만, 실제로 먹는 밥은 쌀에 동량의 물을 넣어서 지은 것이기 때문에 그램당의 칼로리량은 더욱 반감해 버린다. 따라서 밥은 버터의 4분의 1 이하의 칼로리이다.

칼로리가가 낮다고 하는 것은 격렬한 운동으로 에너지를 많이 사용할 때에 그 대부분을 전분질의 주식으로 보충하려고 하면, 식사량이 극단적으로 많아져서 그만큼 위장의 부담이 되는 것이다.

탄수화물은 섭취하는 총칼로리의 약 50%를 섭취하면 충분하다. 이것이 식단을 생각할 때의 기준이 된다. 보통의 한국인 식사에서는 탄수화물을 60% 정도는 섭취하고 있기 때문에 여기에서는 특별히 주의하지 않아도 좋다.

□ 구체적인 칼로리 메뉴

식사에 의해 운동 효과를 높이기 위해서는 기본적으로는 운동으로 소비한 에너지와 동량의 칼로리를 보충하면 된다. '사용한 만큼 보급한다'고 하는 사고 방식은 많은 경우 체내의 칼로리가 부족하거나 과잉 상태가 되더라도 건강한 상태라고는 말할 수 없기 때문이다.

　5년마다 공시되고 있는 한국의 영양 소요량의 최신판에 따르면, 보통의 노동 작업을 하는 성인 남자 2500cal, 여자 2000cal가 이상적으로 되어 있다. 그러나, 현상은 성인 남자가 2300cal, 여자가 1800cal밖에 섭취하고 있지 않다. 즉, 평균 200cal가 부족한 것이다. 게다가, 조금 전 서술했듯이 운동하지 않기 때문에 소비 칼로리도 수준 이하이다.

　성인 남자의 경우, 음식 섭취량을 2500cal 이하로 내리면 체력 저하 등 여러 가지 면에서 장해가 일어날 지도 모른다. 그래서 운동을 받아 들여서 소비 에너지를 늘림으로써 섭취 칼로리의 부족분을 보충해야 하는 것이다. 그럼, 약 2500cal의 식사라고 하는 것은 도대체 어떤 것일까? 식단의 일례를 들어 보자.

〈아침 식사〉……728cal
・밥(쌀 100g)
・계란 된장국(된장 20g, 달걀 1개, 파 10g)
・말린 정어리 대2마리(40g)
・중화풍 무침(햄 10g, 속성재배식물 60g, 당근 20g, 참기름 3g)
・단무지(20g)
・우유 1개

〈점심 식사〉……805cal
・밥(쌀 100g)
・쇠고기(100g)의 조림 구이와 피망

· 기름 튀김, 고비, 당근의 볶음
· 나물 무침(60g)
· 채소 절임(30g)
· 우유 1개

〈저녁 식사〉……1060cal
· 밥(쌀 100g)
· 맑은 장국(닭고기 20g)
· 굴 튀김(굴 150g, 양배추 30g)
· 시금치의 소라 무침 어묵(시금치 60g, 달걀 1개)
· 채소 절임(20g)
· 과일(100g)
· 우유 1개

이상은 일상 극히 가벼운 운동을 받아 들여서 2500cal를 소비하고 있는 사람의 예이다. 이것이 최근 유행인 러닝을 하고 있는 사람이 되면, 식사 내용도 달라진다. 체중 60kg의 선수가 1시간 마라톤을 했을 경우에는 1600cal를 소비한다. 따라서, 이것을 보충하기 위해서는 약 400cal분의 식사를 섭취할 필요가 있다. 그 식단례는 다음과 같다.

400cal의 식사 분량은 아침·점심·저녁 3번으로 섭취하는 것이 곤란하기 때문에 여기에서는 그 외에 '이른 아침 식사', '3시 식사'를 첨가해서 모두 5회로 한다.

〈이른 아침 식사〉······이른 아침 마라톤 직후에 취하고, 622cal로 한다.
- 빵(50g)과 버터(8g)
- 볶은 계란(달걀 2개, 우유 30cc, 버터 10g, 레터스 10g)
- 과일(100g)
- 우유 1개

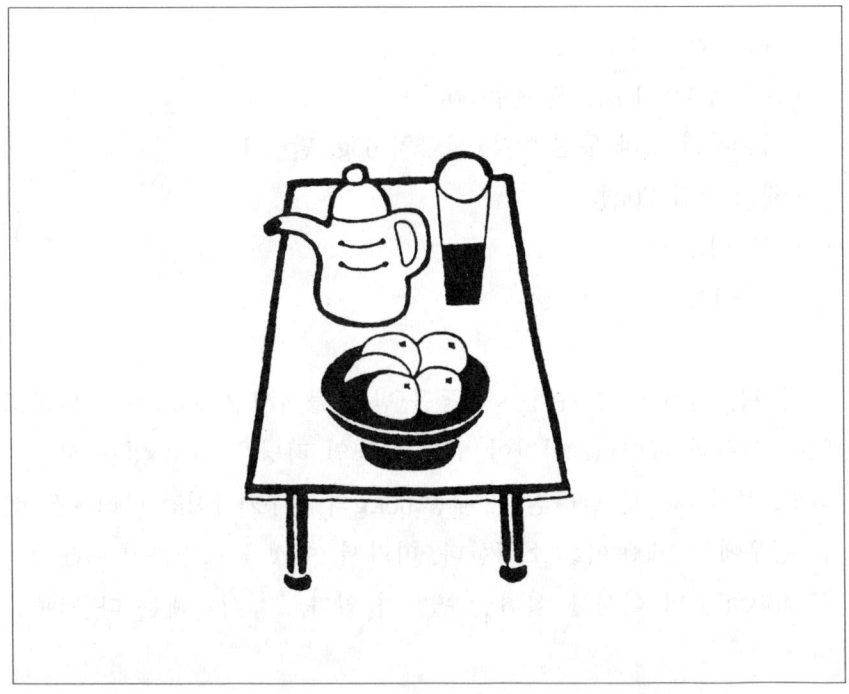

〈아침 식사〉······746cal
- 밥(쌀 120g)
- 된장국(된장 30g, 가지 60g)

· 구이 두부 튀김(두부 살짝 튀긴 것 150g, 무 50g)
· 까치콩의 소데(프레스햄 20g, 까치콩 50g, 유지 4g)
· 채소 절임(40g)

〈점심 식사〉……1056cal
· 드라이카레(쌀 120g, 버터 8g, 윈너 소세지 40g, 모시조갯살 30g, 양파 20g, 표고버섯 10g, 당근 10g, 그린피스 5g, 유지 5g)
· 베이컨 스프(베이컨 10g, 채소 10g)
· 샐러드(참치 기름 절임 40g, 토마토 40g, 오이 30g, 양파 20g, 피망 10g, 양배추 20g, 레터스 10g, 마요네즈 20g)
· 채소 절임(25g)
· 우유 1개

〈3시 식사〉……478cal
· 냉중화(200g)
· 과일(250g)

〈저녁 식사〉……1140cal
· 밥(쌀 120g)
· 달걀 맑은 장국(달걀 1/2개, 파드득 나물 5g)
· 야채와 간볶음(간 60g, 돼지 넓적다리 40g, 셀러리 30g, 피망 80g, 유지 10g)
· 후쿠후쿠로(튀김 25g, 닭고기 40g, 당근 10g, 우엉 20g, 양파 10g, 말린 표고버섯 2g, 설탕 5g)

・채소 절임(30g)
・과일(150g)
・우유 1개

 더구나 본서 첫머리의 칼로리 일람표에 따라서 이 모델 식단을 여러 가지 식품이나 요리로 교환할 수 있다.

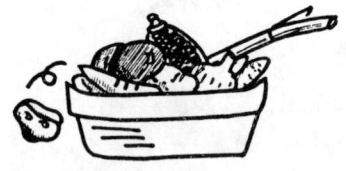

제 2 장

허약체질을 고치면 수명이 연장된다

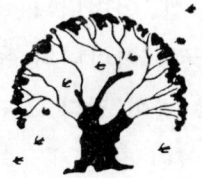

요구르트 복용은
건강 장수에 확실히 도움된다

□ 장내에는 악인균과 선인균이 있다

모태 내에서 편안하게 자라는 탄생 전의 아기는 전혀 세균에 감염되어 있지 않는 무균 상태이다. 그것이 산도를 내려오기 시작하여 조금씩 사바(세상)에 접근함에 따라 깨끗한 무균의 몸은 세균에 오염되어 간다.

그 세균의 종류는 수천. 우선 '어머니의 질 세균에, 아기를 돕는 조산부 손의 세균에, 산실 세균에 어머니의 유두 세균에'라고 하는 식으로, 아기는 세균의 공격을 받아 간다. 그리고 그 대부분이 입으로 체내에 들어가서 무균 상태였던 장은 세균의 '집'이 되어 평생 장 속에 세균을 계속 갖게 된다.

하긴 수천 종이라고 하는 균 중, 모두가 장에 사는 것은 아니고 장내의 여러 가지 조건에 적응한 것만이 생존하기 때문에 사람에 따라 미묘하게 차이가 있어, 인간의 개성은 장 속에까지 미치고 있는 것이다.

인간이 이 세상에 태어나서 거의 1주일째에는 장내에 세균이 살고 숙주(인간)와의 공생을 시작하지만, 그 후의 생활이나 건강 상태의 작은 변동에 의해서도 장내 세균의 종류는 미묘하게 변화해 가는 것이다.

그런데 장내에 몇 천억 개라고 하는 세균이 살고 있다고 하면 무서운 기분도 들지만, 이것은 대지에 풀이 나는 것과 마찬가지로 아무것도 두려워할 것이 없다.

단, 이런 장내균들 중에는 건강에 도움이 되는 '선인균'과 병의 원인이 되는 것 같은 '악인균'이 있기 때문에, 가능한 한 '악인균'이 작용하기 어렵도록 하는 것이 건강의 비결이라고 말할 수 있을 것이다. 어떻게 해서 '선인균'을 건강하게 하고, '악인균'을 억제할까 — 이 '열쇠'의 하나는 음식물의 종류와 양에 있는 듯하다고 하는 사실이 최근 여러 사람들의 연구로 조금씩 밝혀지고 있기 때문에 소개하겠다.

☐ 선인균을 건강하게 하는 요구르트

인간의 장내에는 여러 가지 '악인균'이 우글거리고 있지만, 만일 악인균밖에 없다면 우리들은 모든 병을 떠맡게 되어 버린다.

악인균이 있음에도 불구하고 만병에 걸리지 않고 있을 수 있는 것은 장내에 악인균 이상으로 선인균이 있기 때문이다.

인간이 태어났을 때부터 아니 인류가 진화해 온 아주 옛날부터 선인균은 우리들의 건강 유지의 힘이 되어 와 주었다. 어떤 것은 악인균을 배제하고 그 횡폭상을 억제하며 어떤 것은 적극적으로 건강에 바람직한 물질을 생산해 왔다.

장수촌이라고 일컬어지는 지방이 세계 각지에 있다. 거기에서는 어째서 많은 사람이 장수를 유지하고 있을까. 아마 그 마을 특유의 어떤 음식이 장내의 악인균을 줄이고, 선인균을 늘리는 작용을 갖고 있기 때문이 아닐까 라고 생각할 수 있다.

예를 들면 불가리아의 스모리만 지방은 백세 이상의 장수자가 많은 곳이지만(인구 100만명당 318.3명. 한국의 약 100배). 사람들은 매식 후에 요구르트를 듬뿍 먹고 있다. 이 요구르트가 장내 세균의 밸런스에 좋은 영향을 주는 게 아닐까라고 하는 것이다.

또한 모유로 길러진 건강 유아의 장내는 선인 유산균의 하나인 비피더스균이 많고, 반대로 인공 영양(우유)으로 길러지고 있는 유아에게는 대장균이 많은 사실로 봐도, 유산균은 악인과 선인이 서로 얽힌 장내에 있어서 건강 확보의 슈퍼맨이 아닐까라고 생각된다.

그런데 요구르트에 포함되는 유산균의 효과이지만, 이전은 장내에 받아들여진 요구르트의 유산균이 '장내에서 증식'하여, 악인균을 억제한다고 생각되어 왔었다. 그러나 아무래도 그런 예는 적은 듯하다. 실제는 체내에 들어간 요구르트의 유산균은 위산이나 담즙의 작용으로 사멸해 버리지만, 본래 성분으로써 갖고 있던 유효 물질을 남기고 그것이 좋은 작용을 한다고 하는 것이 추정된다. '호랑이는 죽어서 가죽을 남긴다'고 하지만 '요구르트의 유산균은 죽어서 유효 물질을 남긴다'고 하는 것이다. 도대체 요구르트 등의 발효유에 포함되는 유효 물질에는 어떤 것이 있고 어떤 작용을 하는 것일까 — ?

우선, 주성분인 유산. 이것은 위산의 분비를 잘 조절해 주고, 또한 부패의 방지 작용이 있다. 소량이지만 탄산과 알코올이 있다. 모두 장관의 신경에 작용해서 장의 연동을 재촉한다. 요컨대, 장으로부터의 흡수가 좋아 변통이 좋아진다고 하는 것이다.

유산 칼슘과 비타민 B. 칼슘은 본래 우유에 포함되어 있던 것이지만, 요구르트 속의 유산의 작용에 의해 흡수되기 쉬운 즉 소화되기 쉬운 유산 칼슘으로 바뀌어 있다. 칼슘이 부족한 출산 전후의 임산부는 우유를 마시는 것보다도 요구르트를 먹는 편이 좋다고 말할 수 있을 것이다. 또한 유산균의 작용으로 비타민 B류도 증가한다.

펩톤, 펩티드. 이것들은 우유 단백을 유산균이 분해해서 만들어 낸 물질로 간장이나 장의 기능을 높이는 작용이 있다고 한다. 유산균은 또한, 어떤 종류의 항생 물질도 만들고 있다고 생각된다. 크로마이와 같은 강력한 힘은 갖고 있지 않을테지만, 이것은 악인균을 억제해서 암에 대해서는 제암 작용이 있다고 생각되고 있다.

이상이, 소위 유산균이 죽은 후에 남겨 주는 영양 성분의 직접적인 효과이지만(아직 정체는 불명이지만) 장내균에 대해서 선인균을 증식, 촉진시켜 악인균의 증식을 억제하는 물질이 포함되어 있음도 생각된다.

□ 요구르트로 평균 수명이 늘어난다

바로 최근의 학회에서 발표한 우리들의 연구에서는 요구르트에 의해, 동물의 평균 수명이 늘어난다고 하는 데이터가 나왔다.

이 연구는 4년쯤 전부터 착수한 것이지만, 사용한 요구르트는 유산균을 죽여 버린 것이다. 요구르트의 효과를 생각하는 경우, 그 속의 유산균이 살아서 장내에 정착하지 않는데도 불구하고, 얼마간의 유효성이 있음은 부정할 수 없다. 그 사실을 확실히 하기 위해 처음부터 유산균을 죽여서 정착할 가능성을 제로로 해 두자고 생각한 것이다.

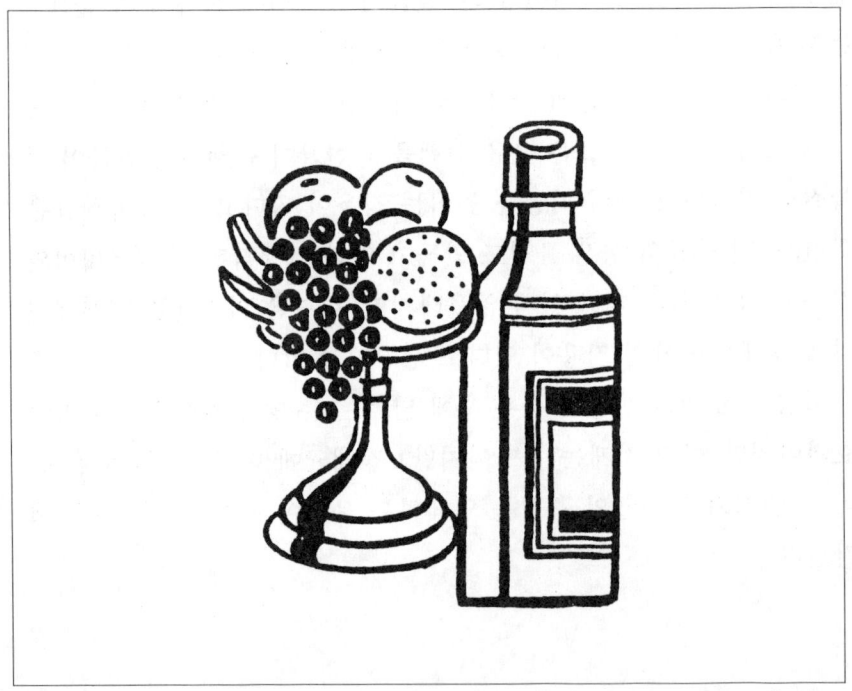

쥐 60마리를 2그룹으로 나누어, 한쪽 그룹의 쥐에게 일생 동안 요구르트를 계속 주었다. 그리고 보통의 먹이를 준 그룹의 쥐와의 사이에서 평균 수명을 비교하자. 요구르트를 준 그룹의 평균 수명은 약 95.4주일, 보통 먹이 그룹의 평균 수명은 약 86주일로, 요구르트를 준 쥐는 장수하는 사실이 확실했다. 아직 앞으로 연구를 거듭해 나가야

하지만, 불가리아인의 장수 원인의 하나가 요구르트에 있다고 지금까지 일컬어져 온 것을 과학적으로 확인하기 위한 단서가 되었다고 생각한다.

앞으로도 이 연구를 계속해 가서 요구르트가 장내 세균이나 장내 대사에 어떤 영향을 주고, 왜 장수로 이어지는지를 조사해 가고 싶다고 생각한다.

요구르트에 관한 우리들의 또 하나의 연구 주제는 사람에 대한 요구르트의 효과이다.

현재, 사람에게 1일 500mℓ의 요구르트를 2주일 정도 계속해서 먹인 후 대변속의 균수나 물질 등의 변화를 조사하고 있다.

대변속의 균의 상황에 대해서는 아직 확실치 않은 면도 상당히 있지만, 대장균이나 크로스트듐 등의 별로 몸에 좋지 않은 균이 좀 적어지고 있는 듯하다. 또한 대변중의 인돌(발암을 조장하는 가능성 있는 물질)의 수치도 내려가고 있다.

또한 베타글루크로니다아제라고 하는 효소의 활성(작용하는 힘)도 내려가고 있다. 베타글루크로니다아제의 활성이 내려가는 것의 중요한 의미는 다음과 같다.

음식물속에 포함되어 있는 유독물 혹은 장속의 세균에 의해 생긴 독은 흡수되어 간장으로 운반되고 거기에서 해독된다.

유독물은 포합체하고 해서 직접으로는 유독성을 발휘하지 않는 물질로 바뀌어 일부는 소변으로써 배설되고 일부는 담즙으로써 다시 장내에 배설된다.

그런데 장내에 들어간 유독물의 포합체가 베타글루크로니다아제를 만나면 다시 원래의 유독물로 바뀐다(이 베타글루크로니다아제를 내보내는 것은 일부의 나쁜쪽의 장내 세균이다). 거기에서 유독물은 다시 흡수되어 해독되기 때문에 간장으로 간다고 하는 하나의 악순환이 형성된다. 이래서는 독이 언제까지나 체내에 머물고 변으로써 체외로 배설될 수 없다. 이런 일이 쌓이고 쌓이면 경우에 따라서는 노화나 암의 원인이 되는 게 아닐까라고 하는 것이 내가 지금 생각하고 있는 가설이다.

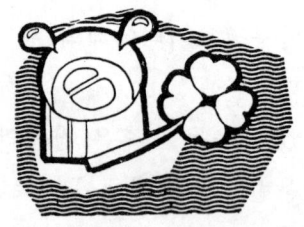

2. 규칙적인 식사야말로 건강 장수의 비결이다

□ 비만이나 성인병을 낳기 쉬운 벼락 식사

 아침·점심·저녁의 3식은 우리들의 생활속에 정착해 있지만 그것이 식사 방법으로써 가장 좋다고 하는 근거는 없다. 하물며, 아침 식사를 거른 2식에서는 더욱 더하다.
 체코의 영양학자 파브리 등에 의한 연구에서는 식사 횟수가 적을수록 즉, 공복 시간을 오래할수록 비만하기 쉽고 성인병 등에도 걸리기 쉽다고 하는 사실이 확인되고 있다.
 프라하의 특수 학교 기숙생의 10살부터 16살까지의 남녀 226명을 실험 대상으로 해서 전원이 1일 거의 같은 칼로리를 섭취하도록 한 후에, 1일 3식군, 5식군, 7식군의 3군으로 나누어, 1년 후에 그들의 비만도를 비교 검토한 것이다. 그 결과, 3식군의 학생은 분명히 5식군 및 7식군에 비해 비만도가 높고, 5식군과 7식군 사이에는 별로 차이를 볼 수 없었다고 하는 것이다. 비만도가 높아진다고 하는 것은 나중에도 서술하지만, 성인병이 되기 쉽다고 하는 것으로 이어진다. 이 실험의 경우, 남자보다도 여자쪽에, 특히 복부의 피하 지방의 침착이 크게 나타났다.

　어째서, 이와 같이 되느냐에 대해서는 실험 동물 등에 의해 차츰 분명해지고 있다. 쥐를 섭취 횟수가 적게 한번에 한데 모아서 먹는 밀·이터형(사자 등의 육식 동물에 많다)으로 훈련하면 체내 지방량의 증가와, 지방 조직에 있어서의 지방 세포수의 증가가 일어나기 쉬운 점이 지적되고 있다.

　벼락 식사를 한 동물의 간장 대사를 보면, 콜레스테롤이나 중성 지방 등이 활발히 만들어지고 있어 이것이 혈중의 콜레스테롤이나 중성 지방의 양을 늘리는 결과가 되고 있다.

　벼락 식사와는 반대로, 끊임없이 질끔질끔 먹는 니플러형(쥐, 다람쥐, 토끼 등 잡식이나 초식 동물에 많다)이라고 하지만, 이거라면 에너지를 특별히 저장할 필요도 없다. 그러나, 벼락 식사를 하는 밀·이터형에서는 일종의 적응 반응으로써 에너지 저장의 방향, 즉 지방 축적의 방향으로 향할 것이라고 생각된다.

　또한 최근의 연구에 따르면 벼락 식사를 하면 한번에 대량의 음식이 체내에 들어가기 때문에 식후 일시적으로 인슐린 분비가 활발해져서 인슐린의 혈중 농도는 정상의 2배에나 이르는 사실이 알려지게 되었다. 이런 사실이 인슐린을 분비하는 취장의 세포를 소모시켜 인슐린의 분비 장해나 심할 때는 당뇨병을 일으키는 원인이 되는 게 아닐까라고 생각되고 있다.

　또한 벼락 식사를 계속하는 동물에 있어서는 당을 처리하는 능력이 저하해서 혈당치가 높은 경향을 볼 수 있다고 하는 것이다.

　사실, 고연령층을 대상으로 한 피브리 등의 조사에 따르면, 식사 횟수가 적을수록 비만, 고콜레스테롤, 당뇨병, 더욱이 심장 질환(심장 혈관 동맥의 경화에 따른 심근 경색 등) 등 성인병에 걸리는 확률이 매우 높아지는 사실이 나타나 있다. 단, 이 실험에서는 10살 이하의 학생의 경우, 식사 회수가 비만과 관계 없었던 점 등으로 생각해서, 일반인에게도 모두 적용된다고는 생각하기 어려운 면이 있다.

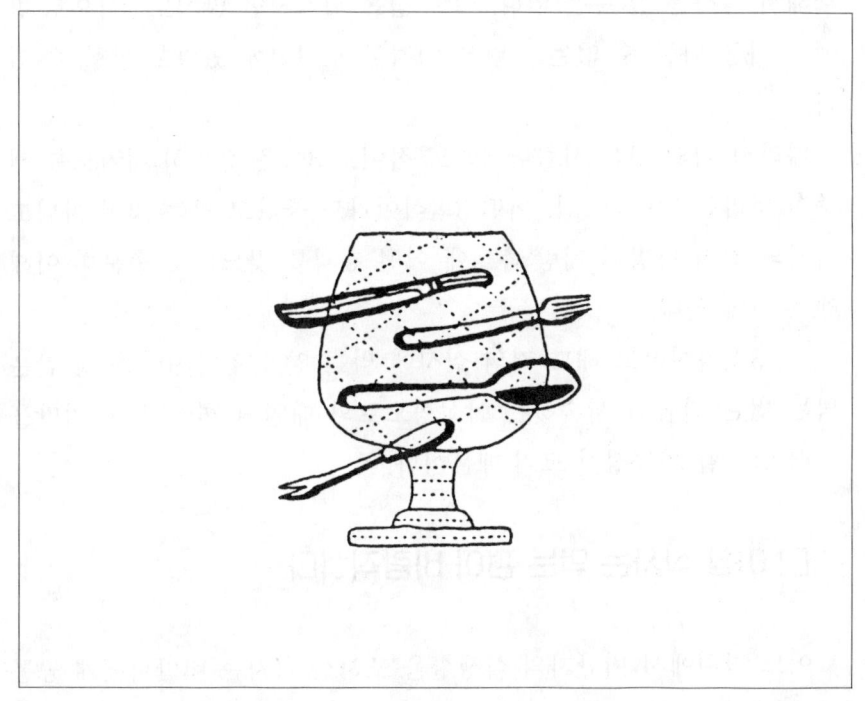

 그러나, 벼락 식사의 1일 1회식, 2회식 혹은 3회식보다는 질끔질끔 소량씩 먹는 다회식 쪽이 비만이나 성인병을 막는 가능성은 높다고 말할 수 있다.
 단, 4회식, 5회식이 좋다고 해도 토탈로 충분히 먹었다고 하는 것에서는 의미가 없어져 버린다. 요컨대, 4회식, 5회식 등 다회식으로 하는 경우는 총량을 지금까지의 3회식과 같아지도록 제한하는 것이

좋은 결과로 이어진다고 생각된다. 따라서, 다회식으로 전환할 때 먹는 총량이 많아지지 않도록 충분히 주의해야 한다.

　유감스럽게, 식사의 횟수를 늘린다고 해도 근로자의 대부분은 시간 제한을 받고 있어 어린이의 오후 간식과 같이 10시, 3시 휴식을 취해서 식사를 할 수는 없다. 이런 점을 생각하면 많아도 3식으로 밖에 식사를 나눌 수 없는 사람은 엄격한 조건하에 있다고 말할 수 있다.

　따라서 이와 같은 사람들이라도 적어도 3식은 정확히 지키도록 해주기 바라는 것이다. 단, 어떤 3회식이라도 좋다고 하는 것이 아니고 식사의 섭취 방법이 지방 축적에 어떤 효과를 갖느냐도 충분히 이해해 두어야 한다.

　즉, 3회식이라고 해도 저녁 식사에 먹는 양을 집중시키는 것 같은 먹는 법은 다음에 서술하는 야식형으로의 대열에 끼어 한층 비만을 불러 일으킬 가능성이 크기 때문이다.

□ 아침 식사는 먹는 편이 바람직하다

　어느 병원에서 비만자의 식생활을 조사한 학자는 비만자에게 공통해서 볼 수 있는 점은 소비 칼로리에 대한 섭취 칼로리의 과잉은 당연한 얘기지만 그 대부분을 밤에 집중적으로 섭취하고 있는 것이라고 보고하고 있다. 그리고 비만자는 그 결과 일반적으로 밤에 잠이 잘 안 오고 아침은 식욕 부진으로 별로 먹고 싶어하지 않는다고 한다. 따라서 야식이 지나친 것은 비만은 물론 수면에까지 악영향을 미쳐서 결국은 건강의 3기둥이라고 일컬어지는 '식사', '수면', '운동'

의 밸런스조차 무너뜨리게 되는 것이다.

 이 밸런스를 유지하는 역할을 하는 것이 생체 리듬이다. 생체 리듬은 매우 복잡하기 때문에 1일 단위의 주기, 달이나 연단위의 주기 또는 생체 그 자체의 리듬이나 외계의 자극에 의해 변화하는 리듬 등이 있다고 생각되고 있다.

 그런데 동물의 생활상이나 먹이의 먹는 법이 소화액의 분비라든가 생체내의 효소가 작용하는 리듬과 매우 밀접한 관계에 있는 사실이 최근 차츰 밝혀지고 있다.

 보고에 따르면 쥐의 소장 상피에 있는 소화 효소, 예를 들면 맥아당이나 자당의 분해 효소는 생체 리듬에 의해 지배되고 그 작용이 야간은 활발하고 주간은 저하된다고 사실이 확인되고 있다.

 그런데 이 쥐에게 2주일간 주간만 먹이를 주면 효소의 작용은 야형의 쥐와 정반대가 된다. 더구나 기아 시간을 길게 하면 이런 리듬은 차츰 사라져 버린다고 한다.

 쥐 등의 야행성 동물의 하나의 특징은 어두운 동안에 먹이를 깨끗이 먹는 것이다. 쥐 등에서는 어두운 사이에 1일분의 60~70%나 먹어 버리는 사실이 알려지고 있다. 그리고 여기에 호응하듯이 소화 흡수 혹은 각 기관 대사의 작용이 리듬을 갖고 야간에 활발해진다. 즉, 건강한 쥐에서는 야행성의 섭취를 하는 것이 생체 리듬상에서는 좋다고 생각된다.

 만일 인간에게 있어서는 식사의 섭취 방법이 생체 리듬과 밀접하게 관계하고 있다면 본래의 생체 리듬에 맞는 섭취 방법을 취하는 것이 인간의 건강 유지에도 중요한 의미를 갖게 된다고 생각된다.

 그런데 인간의 경우는 어떨까. 본래 주행성인 인간이 가장 활발하게 활동하는 시간대는 쥐의 그것과 정반대가 되고 있다. 따라서 이 사실로 생각해도 인간의 건강 유지를 위해서는 주행형의 식사가 좋다고 말할 수 있을 것이다.

미국의 헐베르그 교수는 다음과 같이 서술하고 있다.

'사람과 쥐에 대해서 제한식, 즉 결정된 양밖에 주어지지 않는다고 하는 조건하에서 먹은 음식이 효율을 비교하기 위해 체중 감소도를 측정한 결과, 어느 경우나 활동하기 시작하는 시간대에만 먹이는 편이 활동을 그만두는 시간대에만 먹이는 것보다도 체중의 손실이 많다.

즉, 인간에게 적용시켜서 말하자면 같은 양의 음식을 먹는 경우 석식형보다도 활동 개시시에 먹는 조식형 쪽이 체중의 손실이 많다. 이것은 비만 방지 결국은 성인병 방지를 위해서는 조식형의 식사를 하는 것이 바람직 함을 시사하고 있다.

그 외 지금까지의 많은 연구에 따르면 세포 분열도 생체 리듬의 지배하에 있는 사실이 밝혀지고 있다. 그런데 미국의 셰빙 박사는 최근 쥐를 이용해서 골수나 비장 등의 세포 분열을 관찰하고 분열이 생체 리듬보다도 오히려 식사의 섭취 방법에 강하게 영향받는 사실을 발견하고 있다.

즉 식사의 섭취 방법이 세포 분열의 피크 시기를 정하고 있을 가능성이 생긴 것이다.

암에 대한 방사선 요법이나 제암제에 의한 치료에서 가장 문제인 것은 정상적인 세포까지도 다치는 부작용이다. 특히 분열중인 세포는 다치기 쉬운 사실을 알고 있다. 따라서 만일 암 치료에 즈음해서 세포 분열이 가장 적은 시기를 선택할 수 있으면 그만큼 부작용이 적어 치료 효과가 올라가게 된다. 식사의 섭취 방법에 의해 유효한 치료의 시기를 만들어 낼 수 있다고 한다면 임상면으로의 응용에서도 매력적이다.

그 외, 암에 대한 약뿐 아니라 일반약의 복용에 대해서도 간장에 있어서 약물대사의 작용이 이런 리듬에 지배되고 있음을 생각하면 충분히 적용할 수 있을 것이다.

바야흐로 약을 포함해서 여러 가지 병의 치료법에 대해서 식사의 섭취 방법과의 관계가 충분히 해명되어야 할 시기에 와 있다.

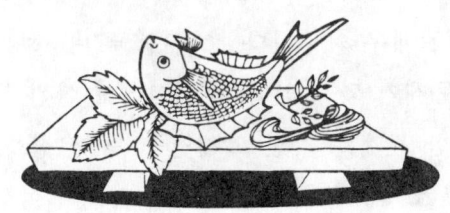

미식(美食)은 건강 장수에
역행하는 경우가 많다

□ 건강을 약속하는 식생활의 이상적인 모습

'식욕과 색기가 없어지면 인간도 끝'이라고 한다. 색기는 어쨌든 식욕 즉, 먹성이 없어지면 살아 있을 수도 없어져 버린다. 생명을 유지하고 종을 보존하기 위해서도 식욕이 매우 중요한 것임은 여러분도 알고 있는 바와 같다.

이 중요한 식욕을 채우는 식생활은 현대인에게 있어서 올바르게 이루어지고 있을까? 매우 의문이다. 충치나 골절을 하는 아이가 늘고 비만아의 증가가 문제가 되고 있다. 성인이라도 살찐 사람이 눈에 띄고 식생활과 밀접한 관계를 가진 고지혈증, 동맥 경화, 당뇨병 등의 성인병이 대두되고 있다. 이 현실을 보면 우리들의 식생활에 큰 차질이 생기고 있음을 알 수 있을 것이다.

이 차질은 어디에서 생긴 것일까? 지구상의 동식물은 음식을 연쇄에 의해 하나로 이어져 있다. 예를 들면, 매미나 송충이나 메뚜기 등의 곤충은 식물의 즙을 빨거나 나무나 풀 잎을 먹거나 하며 살고 있다. 그 곤충을 작은 새가 먹고, 작은 새는 독수리, 매 등의 맹금류나 여우 등의 식육수에게 먹힌다. 외적의 습격을 받은 적이 없는 큰 동물도 죽은 후의 사해(死骸)에는 개미나 진드기 등의 작은 벌레라든가 세균류가 달라 붙어서 이것을 분해해 버린다. 이것이 식물의 비료가 되어 나무나 풀이 크게 자란다고 하는 것으로 이런 연결이 지구의 생물 모두를 연결하고 있다.

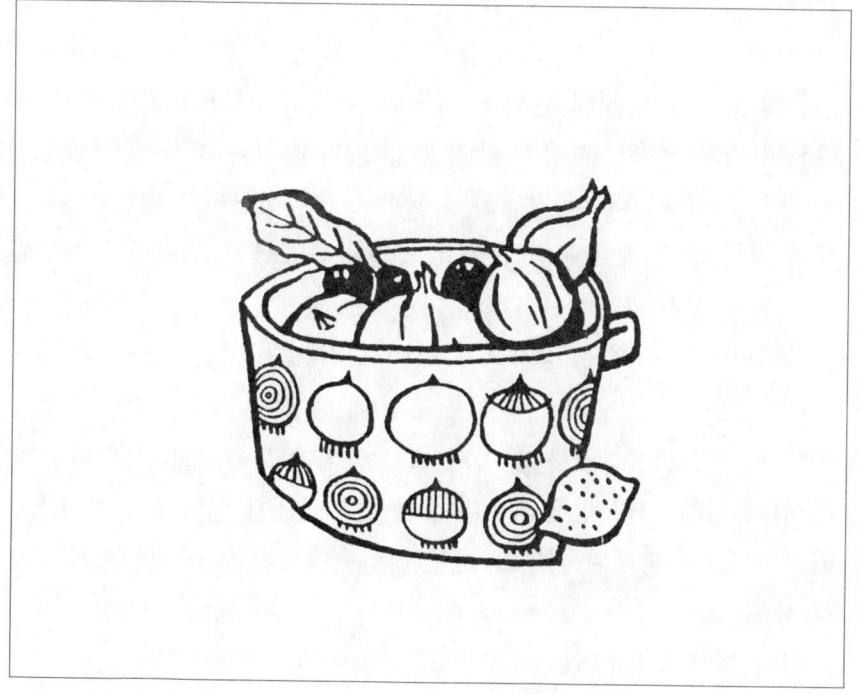

인류가 지구상에 나타난 것은 약 1만년 정도 전이지만 그 때부터 음식물 연쇄의 밸런스는 무너지기 시작했다. 수림은 벌채되고, 토지는 경작되고, 금수나 물고기는 남획되었다. 그 때문에 생육하는 장소나 음식을 빼앗겨서 절멸해 버린 동식물은 어느 정도의 수에 이를

까?

　이것은 지금까지도 계속되고 있다. 이와 같이 자연계의 음식물의 밸런스를 무너뜨려 버린 것은 인류만이 번영하려고 한 현상으로 자연 도태의 하나라고 말할 수 없지도 않다. 그러나 현대인의 식생활을 보면 자연 도태의 영역도 일탈하고 있다. 식사는 본래 생명을 유지하는 것이 제1의 의미로 생각되어야 하는데 현대는 노력을 생략하고 간단히 입수할 수 있는 입에 맞는 맛있는 것이 요구되고 먹히고 있다.

　문명의 진보에 의해 간단히 입수할 수 있고 간단히 조리도 할 수 있으며 더구나 맛있는 음식을 먹을 수 있다고 하는 것은 매우 중요한 점이다. 그러나 이것이 자연을 희생함으로써 성립하고 있는 점에 문제가 있다. 자연계의 음식물 연쇄를 파괴하는 것도 그렇지만 자연계의 일원인 인간의 건강을 위협하고 있다.

　마래미의 양식에는 정어리가 먹이로 사용되고 있지만 조금 맛이 좋다고 할 뿐인 이유로 마래미보다 10배 이상이나 이용 가치가 높은 정어리가 희생되고 있다. 쌀이나 보리 등의 곡물은 요리하기 쉽고 먹기 쉽게 하기 위해 정제되지만 정제하기 때문에 얼마큼의 영양소를 잃고 있을까? 정제된 식염을 녹인 식염수에서는 물고기도 조개도 오래 살 수 없다.

　이런 식염을 먹고 있는 우리들의 건강이 무사할까?

　□ 미식에는 이런 해가 있다

옛날의 현인은 미식을 경고하고 있지만 이것은 현대에도 마찬가지이다. 성인병을 예방하고 건강을 유지하기 위해서 미식의 문제점을 잘 알아 두는 것이 중요하다.

□ 설탕의 과다 섭취

설탕을 비롯한 당분은 화학 구조가 간단하고 연료로써 사용하기 쉽다고 하는 장점을 갖고 있다. 뇌에서는 항상 당이 연료로써 사용되고 심장 등의 긴급용 연료로써도 중요하다. 그 반면 소화·흡수가 빠르고 특히 정제된 설탕은 화학적으로 순수하기 때문에 재빨리 흡수된다. 그런데 이것을 처리하는 간장이나 췌장에 급격한 부담이 가해지기 때문에 장해를 일으키게도 된다. 쥐, 토끼, 원숭이 등에 정백당을 계속 주면 전부 당뇨병이 되어 심장이나 신장, 간장 등에 인간의 당뇨병에 볼 수 있는 병변이 생기는 사실이 실험 병리학적으로 증명되고 있다.

□ 정제 식품의 조심

정제된 설탕과 마찬가지로 지방산이든, 단백질의 구성 성분인 아미노산이든, 정제되거나 화학 합성되거나 한 순수한 화학 물질은 모두 흡수되는 시간이 빨라 그 때문에 혈액 중의 농도가 급격히 상승하기 때문에 여러 가지 체내에서 부적용을 체내에서 일으키게 된다.
우리들은 맛을 좋게 하기 위해서 화학 조미료를 이용하지만 원숭이는 이것을 사용하면 먹지 않는다. 원숭이가 갖고 있는 진짜를 구분하는 능력을 슬프게도 인간은 잃어 버리고 있다.

□ 동물 지방의 과다 섭취

또 하나의 미식의 결함은 소기름이나 돼지 기름과 같은 기름을 과다 섭취하는 데에 있다. 콜레스테롤 등 혈액 중의 지방이 많아져서 고지혈증이라고 불리는 위험한 상태가 되고 동맥 경화를 진행시켜 협심증이나 심근 경색을 일으킨다. 이것에 대해서 식염을 과다 섭취하면 고혈압이 되고 더 한층 동맥 경화를 진행시키게 된다.

동물 지방 대신에 리놀산을 많이 포함한 식물유를 가능한 한 섭취하기 바란다.

□ 과식을 피하자

미식은 아무래도 과식이 되기 쉽고 과식을 하면 비만으로 이어진다. 특히 당분의 과다 섭취가 비만을 부른다. 고지혈증, 고혈압, 동맥 경화, 당뇨병 등 성인병에 대해서 비만은 해가 될 뿐이다.

미개지의 원주민이나 침팬지 등의 식생활을 보면 현대인과 같이 편중된 음식물의 섭취 방법은 취하고 있지 않다. 영양학의 지식 따위는 전혀 없는데 영양학적으로 봐도 밸런스가 잡힌 식생활을 하고 있다. 물론, 식염이나 설탕이나 화학 조미료를 사용하는 일은 없다. 그들의 식사에서 현대인과 특히 다른 것은 매미, 흰개미, 바퀴벌레 등의 곤충을 포식하는 점으로 이것이 귀중한 단백원이 되고 있다. 이외 곤충에는 인지질이 풍부하고 그 밖의 비타민류의 보급원도 되고 있을 것이다.

  이전 식량난의 시대에 우리들도 메뚜기를 잡아서 먹은 적이 있지만 미식에 익숙해져 버린 현대에서는 거들떠 보지도 않는다. 이런 자연에 가까운 형태의 식품을 다시 보고 조식의 중요성을 다시 한 번 확인해야 하지 않을까? 현대인은 너무나도 미식의 악벽에 푹 젖어 있다.

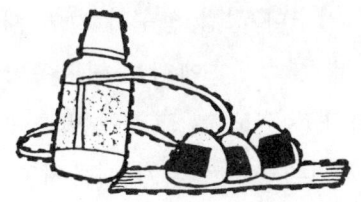

과식(過食)은
단명(短命)을 부른다

□ 체중의 대소는 승부의 열쇠

체중의 대소가 승리와 직접 관계하는 스포츠에는 여러 가지 있지만 일정 체중으로 싸우는 체중제 경기에 있어서도 보다 가벼운 체급에 출장하기 위해 얼마나 능숙하게 감량할 수 있느냐 어떠냐가 승부를 결정하는 것이다.

체중 제한이 없는 스포츠에서는 체중은 승패에 대해 한층 큰 영향을 갖고 있다.

그 중에는 경마의 기수나 경정 선수와 같이 체중이 가벼울수록 유리한 종목도 있지만 많은 스포츠에서는 대형쪽이 유리하다.

단, 대형이 유리하다고 해도 그 크기에 비례해서 근육도 발달하고 힘도 크지 않으면 그 의의는 상실되기 때문에 지방살로 체중이 무거운 것은 오히려 역효과를 부른다. 따라서 격렬한 트레이닝에 의해 근육이나 호흡 순환기를 개발시킴과 동시에 체지방은 가능한 한 줄이는 것이 많은 종목에 있어서 원칙이라고 말할 수 있을 것이다.

그런데 지방이라도 좋으니까 체중이 무거운 편이 유리해지는 스포츠로서 그 대표가 씨름이 있다.

씨름은 직경 4~5m의 작은 모래판 안에서 승패를 결정하는 경기이기 때문에 옛날보다 넓어졌다고 해도 재빠르게 뛰어다닐 여유가 없다. 대개는 15~20초 사이에 승부가 결정되는 것은 맞붙음의 충돌로 거의 형세가 정해지기 때문으로 이 맞붙음에서 상대를 밀거나, 동요시키는 데에는 뭐니뭐니해도 체중이 무거운 것이 유리한 조건이 된다. 씨름꾼의 평균 체중이 120kg로 다른 스포츠 선수에 비해 탁월하게 무거운 것이 그 좋은 증거이다.

□ 씨름꾼은 과식의 전형

입문 자격의 체중 70kg 이상이라고 하는 것은 대부분의 경우 중학교를 갓마친 소년에게 적용되고 있기 때문에 그들은 원래 비만의 소질을 갖고 있는 사람이 많다. 더구나 입문하고 나서는 전형적인 과식의 생활을 보낸다.

'배불리 먹습니까'라고 물었더니 '그런 것은 아니다. 입까지 먹는다'고 하는 대답이 되돌아 왔다.

씨름 합숙소의 식생활은 1일 2식으로 이른 아침부터 연습을 시작하고 아침 식사는 정오 가까이가 되지만 그 동안 물 이외는 먹지 않는다. 식후는 자유 시간으로 대개 2~3시간 낮잠을 잔다. 식사는 큰 냄비에 뜨거운 물을 끓여서 우선 그 속에 물고기나 고기를 넣고 이어서 야채를 풍부하게 넣는 냄비 요리로 놀랄 만큼 많이 먹는다.

이와 같이 식사 횟수를 줄이고 한번에 많이 먹는 식생활은 체지방에 합성을 높여 비만증을 일으키기 쉬운 사실이 근년 동물 실험뿐 아니라 인간의 관찰에서도 실증되고 있지만 씨름 합숙소에서는 오랜 생활의 지혜로써 계승해 온 것이다.

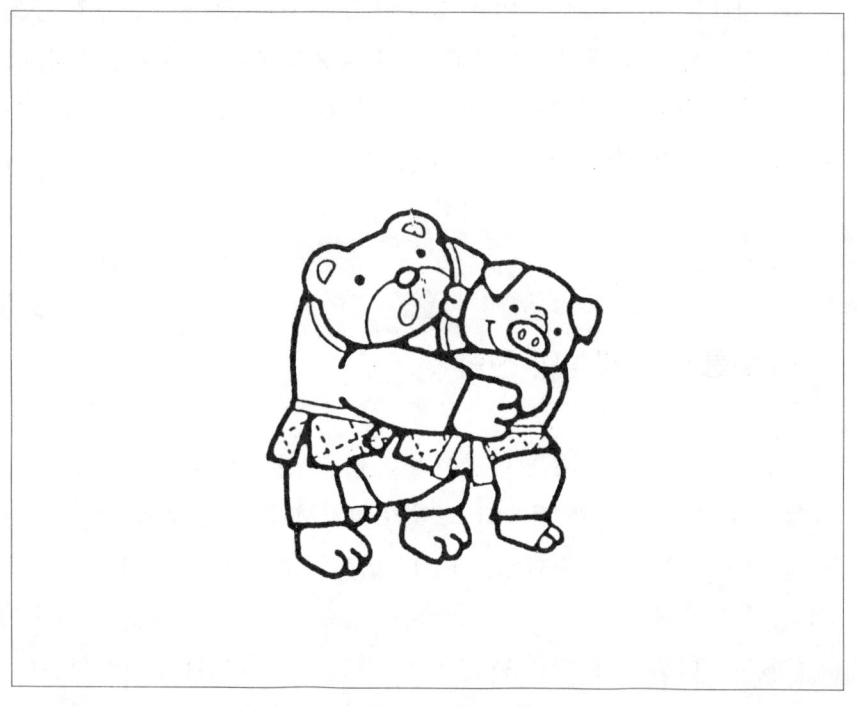

한편, 소비 에너지쪽은 의외로 적다. 많은 합숙소에서는 씨름판은 하나로, 따라서 씨름 연습은 일시에 2명으로 한정되고 다른 대다수의 씨름꾼은 주위에서 보고 있거나 몸을 풀고 있는 것이 고작이다.
 그 결과, 씨름을 하고 있을 때는 전신의 힘을 써서 격렬하지만 그 시간은 1인당으로 하면 매우 단시간이 되지 않을 수 없다. 이것이 씨름꾼의 1일 소비 에너지를 줄이는 최대의 원인이다. 순간적으로 전력

을 내는 스포츠에서는 오래 연습하는 것은 불가능하기 때문에 오히려 1일의 소비량은 적어진다. 예를 들면, 단거리 선수의 연습 등도 마찬가지로 전신의 힘을 내서 10초 정도 달리지만 너무나도 강해서 1일에 수 회밖에 연습할 수 없는 것이 실상으로 수시간 연습하는 보트, 수영, 구기 등과 비교하면 1일의 소비 에너지는 훨씬 적다.

이와 같이, 사용하는 에너지는 적은데 먹는 경우는 입까지 먹으니까 당연 과식이 되고 체중은 급격히 증가해 간다. 그리고 이 체중 증가가 승리로 이어지게 된다.

□ 씨름꾼으로 장수한 사람은 없다

체중제로 하지 않는 한 씨름꾼의 비만은 승리를 위한 어쩔 수 없는 운명이라고 말할 수 있을 것이다.

그러나 비만은 건강면에서 보면 씨름꾼의 경우는 예외는 아니어서 매우 바람직하지 않은 상태이다.

여러 가지의 병에 의한 사망률은 동서양을 불문하고 항상 비만자쪽이 높다. 이 방면의 통계는 미국의 생명 보험 회사에 의해 최초로 보고되었다. 생명 보험 회사에 있어서는 빨리 사망하는 사람과 계약하면 손해가 되기 때문에 어떤 사람이 일찍 죽는지를 조사하는 것은 당연하다.

그 결과, 비만자로 사망률이 낮은 사인은 결핵과 자살뿐으로 당뇨병, 간경변, 뇌출혈, 심장병 그 외 대부분의 질병에 의한 사망률은 비만자쪽이 높다.

한국에서는 건강을 신경 써서 인간독에 들어가는 사람 중에는 비만자가 많고 또한 당뇨병, 고혈압, 심근 장해 등도 비만자일수록 많이 발견되고 있어 이 쯤의 사정은 구미 제국과 같다고 생각해도 좋을 것이다. 이전은 비만자는 풍채가 좋은 사람이라고 불려서 부자이고 건강한 법이라고 생각되고 있었다. 이것은 일리 있는 말로 오늘날에는 결핵에 의한 사망률은 비만자쪽이 낮지만 발전 도상국에서는 결핵과 같은 감염증에 의한 사망률이 높기 때문에 영향이 좋은 비만자쪽이 건강하고 장수한다.

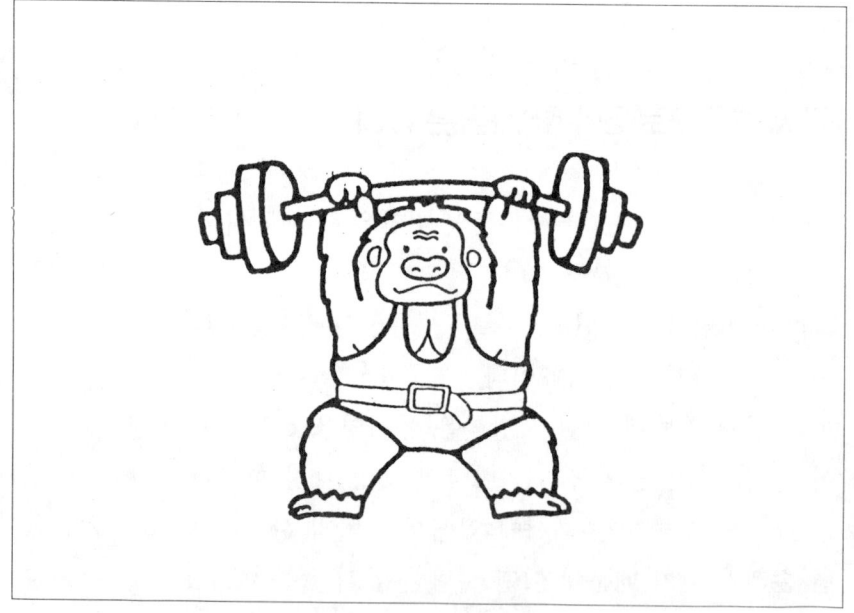

그러나 우리나라에서는 현재도 또 장래에 있어서도 비만자는 불리하고 단명의 경향도 강해지는 법이라고 생각된다. 씨름꾼의 비만도는 신장 180cm, 체중 120kg이라고 하는 숫자로부터도 이상한 것을 상상할 수 있지만 과학적인 척도인 체지방량을 보면 한층 잘 알 수

있다. 정확히 말하자면 씨름꾼의 비만 특색은 지방 침착에 의한 체중의 과다로 근육살에 따르는 체중 과다와는 다른 것이다.

보통 성인 남자의 체지방은 체중의 5% 정도이고 대부분의 씨름꾼은 체중의 30~50%에나 이르고 있어 얼마나 지방살이 쪄 있는가를 명료하게 인식되어 보통에서는 볼 수 없는 초비만증이라고 말할 수 있다.

비교적 나이가 젊은 현역 씨름꾼이라도 당뇨병의 발생률은 일반인의 2배 이상으로, 그것 이상의 연령에서 은퇴한 노인에서는 3~4배에 이른다고 보고되고 있다. 매우 두려워해야 할 높은 이환율이다. 그 외, 비만에 따르는 성인병, 예를 들면 고혈압증, 뇌졸중, 심장병 등도 정밀 검사를 하면 아마 마찬가지로 높은 이환율을 나타내는 것이 상상된다. 이래서는 장수를 기대하는 편이 무리로 유감스럽게 단명이 되지 않을 수 없을 것이다.

현역중은 승리를 위해 비만도 어쩔 수 없다고 생각하지만 은퇴 후는 감식과 강도가 낮은 운동을 2~3시간 실시함으로써 운동량을 늘려서 그때까지의 과식을 고치고 에너지 출납을 마이너스로 해서 지방 과다의 비만을 치료할 수 없을까 라고 나는 생각한다.

실상이 그렇게도 되지 않는 점을 생각하면 그것은 불가능에 가까울 지도 모르지만 꼭 한번 시도해 보기 바란다.

마지막으로, 우리들이 주민 천여명에 대해서 실시한 건강, 체력 조사의 성적 중에서 20대의 체중이 그 후 어떻게 변화했는지 연령 계층별 그래프를 봐 주기 바란다.

남자에서는 30대 및 40대의 사람들은 각각의 20대의 체중보다 3~4kg 증가하고 있지만 50대의 사람들은 1kg의 증가, 60대의 사람들은 거의 증감없고, 그 이상의 연령층의 사람들은 20대의 체중보다 감소하고 있다. 여자에게 있어서도 대개의 경향은 남자와 마찬가지로 고령자층 일수록 체중은 감소하고 있다.

즉 장수하고 있는 사람들은 본인의 20대의 체중보다 감소하고 있는 사람들로 증가한 사람은 그때까지 일찍 죽었음을 시사하고 있다.

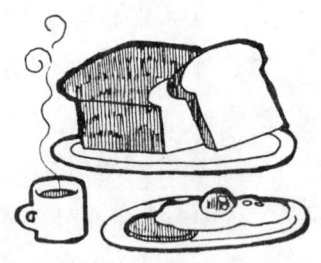

제 3 장

올바른 식생활 지식이 허약체질을 고친다

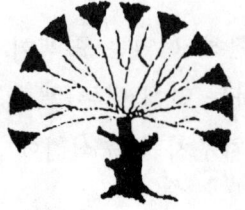

알칼리성 식품은
잘못 이해되고 있다

□ 먹어도 당장에는 효과가 없다

알칼리성 식품 붐이 일고 있다. 따라서 동시에 산성, 알칼리성의 논의도 한창이다. 그러나 아무래도 이 논의는 이 부질없는 듯한 기분이 든다. 세상 일반이 근본적인 점에서 오해를 하고 있다. 바꿔 말하자면 착각 위에 얹혀 있던 모양으로 붐이 부풀고 있다고 하는 느낌이다.

물론 인간의 몸을 순환하고 있는 혈액이 약알칼리성의 상태에 있는 것이 이상적이라고 하는 면에 이론(異論)이 있는 것은 아니다. 혈액의 상태가 산성으로 치우치면 순식간에 인간의 체조가 틀어지는 것은 사실이다.

감기에 걸리기 쉽다, 걸리면 끝까지 좀체로 낫지 않는다, 병에 걸리기 쉽다, 부스럼이 잘 난다. 특히, 어린 아이 때부터 산성에 치우친 식사를 하고 있으면 이와 같은 산성 체질이 되어 버린다. 체액을 약알칼리성으로 유지하는 것은 건강을 유지해 나기기 위해서는 불가결의 조건이다.

그런데 나는 지금 알칼리성 식품 붐에 못을 박으려고 하고 있다. 어째서일까? 즉 세상 일반에서는 알칼리성 식품만 먹으면 혈액의 상태가 곧 약알칼리성으로 조정된다고 오해하고 있기 때문이다.

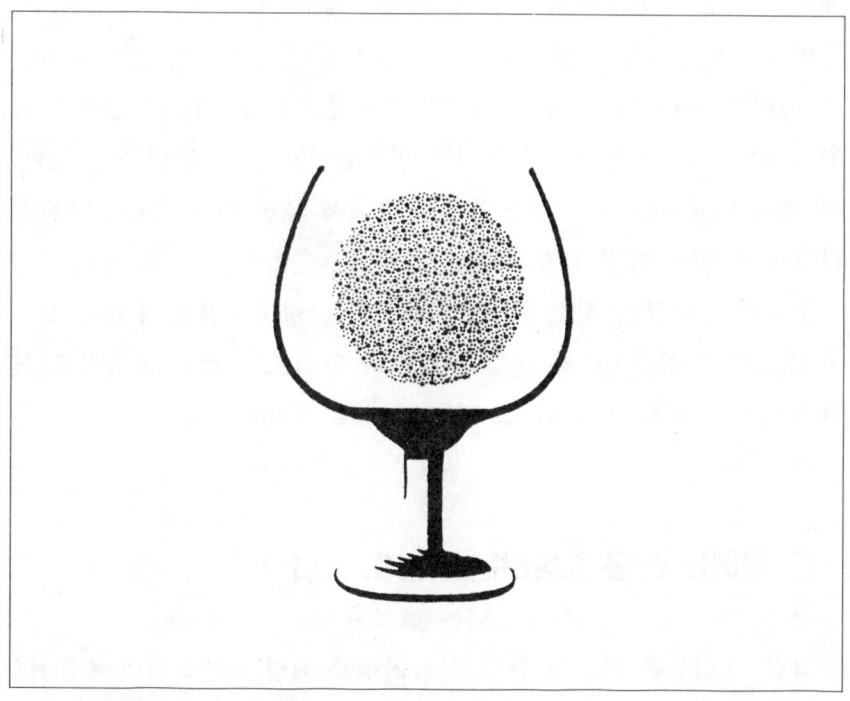

식품의 산성, 알칼리성을 구분하는데 우리들은 보통 '베르그의 방법'이라고 하는 것을 이용하고 있다. 간단히 말하자면, 식품을 연소했을 때 생기는 재 1g 또는 100g을 단위로 해서 그 재가 산성인지 알칼리성인지를 구분하는 방법이다. 식품도 채내에서 연소하는 것이기 때문에 이 방법도 그 한에서는 의미가 있다. 그러나 이것만으로는 영양학적으로 별로 의미가 없는 것으로 오히려 세상 일반의 오해로 이

어질 가능성이 크다.
 예를 들면, 매실 장아찌는 알칼리성 식품이고 쌀밥은 산성 식품이다. 그렇다고 쌀밥 3공기에 매실 장아찌를 1개 먹었으므로 그것으로 조화가 잡혔느냐 하면 터무니 없다. 매실 장아찌 1개를 태워서 생긴 재와 쌀의 그것에서는 양이 전혀 다르기 때문이다.
 마찬가지로 산성 식품인 스테이크를 먹으면 알칼리성 식품인 와인을 마시면 좋다고는 말할 수 없다. 와인으로부터 100g의 재를 얻기 위해서는 도대체 얼마큼의 와인이 필요할까? 고기로부터 얻은 100g의 재와 비교하는 것은 현실의 식생활에서 보면 일반적으로 넌센스라고 밖에 말할 방법이 없다.
 오히려 우리들이 평소 먹고 있는 것의 균형이야말로 중요한 것으로 알칼리성 식품이라면 당장 무엇에나 달려드는 것은 과학적 근거가 부족한 오해의 이야기라고 말할 수 있을 것이다.

□ 몸에는 산을 중화하는 작용이 있다

 그럼, 우리들은 식품의 산성, 알칼리성을 어떻게 생각하면 좋을까? 그러기 위해서는 인간의 신체 구조와의 관련을 살펴 볼 필요가 있다.
 음식은 인간의 체내에 들어가면 연소해서 에너지를 발생한다. 이 때 탄소는 탄산가스에서 탄산, 즉 산으로 변한다. 마찬가지로 인은 인산으로, 단백질 속에 포함되어 있는 함유 아미노산(메티온, 시스틴 등)은 황에서 황산이 된다. 즉, 산으로 변하지만 어쨌든 우리들의 몸은 에너지를 발생하면 반드시 산이 생기는 구조로 되어 있다고 말할 수 있다.

그러나 그렇다고 해서 조금전 썼듯이 체액이 산성이 되면 여러 가지 곤란한 현상이 생긴다. 그 때문에 몸 속에는 또 하나 다른 구조가 있어서 산성 물질이 발생하면 그것을 자꾸자꾸 중화해 가는 작용이 있다. 즉, 우리들의 몸 자체가 체내에 알칼리성 물질을 축적해 두고 중화 작용을 하는 노력을 하고 있다.

따라서 이런 체내의 노력을 헛되지 않도록 도와 주어야 한다. 체내에 축적하고 있는 알칼리성 물질이 자꾸자꾸 사용되어 버릴 만큼 산을 많이 만들어 내 두고 그 다음의 보급을 게을리 하고 있다고 하게 되면 문제는 중대해진다.

즉 장기에 걸친 식생활의 관점에서 음식 속에 가능한 한 알칼리성 식품을 받아 들이도록 해서 인산이나 황산 등을 중화해 버린다고 하는 것이 비로소 중요한 의미를 갖게 된다. 여기에서 말하는 알칼리성 식품이란 칼슘, 칼륨, 나트륨 등의 성분을 많이 포함하고 있는 것, 예를 들면 녹황색 야채나 해조이다.

□ 충치가 생기면 요주의

그런데 체내에 축적된 알칼리성 물질을 너무 사용하거나 보급하는 것을 잊지 않는 의미에서 1회의 식사나 1일의 식사에서 고기를 과다 섭취했기 때문이라고 해서 신경을 너무 쓰는 것은 넌센스이다. 오히려, 평소부터 산과 알칼리의 균형을 어떻게 생각하고 있느냐고 하는 것 쪽이 중요하다. 이 점에서는 세상 일반에는 오해가 있는 것 같다.

산성 체질의 사람은 충치가 많고 뼈가 약하다고 해도 산-알칼리의 시점에서 칼슘으로 되어 있는 이나 뼈를 보면 단지 무엇을 깨물기 위해서라든가, 골격을 만들기 위해서만 있는 것이 아니고 체액을 약알칼리성으로 유지하기 위한 알칼리성 물질의 저장이라고 말할 수 있다. 그 정도로 야채나 해조의 섭취가 적은 상태에 놓이면 뼈나 이를 녹여서라도 몸의 약알칼리성을 유지해 두려고 하는 작용이 일어난다. 뼈가 약해졌는지 어떤지는 사고라도 당하지 않는 한 모르지만 이쪽은 곧 알 수 있다.

충치가 되기 쉬운 아이는 설탕과의 관계뿐 아니라 체내의 산-알칼리의 균형, 즉 평소의 식사 섭취 방법에 대해서도 생각해 볼 필요가 있다.

□ 치우쳐 있는 동양인의 야채 섭취

그럼, 야채나 해조의 섭취 방법의 표준은 어디에 두면 좋을까?

나는 야채나 해조류를 고기나 생선의 대강 3배 정도 먹으면 된다고 보고 있다. 매일의 음식 하나 하나가 산성이니까, 알칼리성이니까라고 신경질적이 되는 것이 아니고 대강 3배라고 하는 데에 표준을 두면 조리도 하기 쉬워질 것이다. 이 경우 우유, 된장, 간장 등은 산\알칼리의 어느쪽도 아니라 거의 중성이라고 봐도 별 지장 없다.

그렇지만 업무 관계상 낮은 메밀국수였다 등이라고 하는 경우도 일어날 수 있다. 저녁 회식이라면 이번은 한 잔 하고 생선회뿐이라고 하게도 된다.

이상적인 식사의 균형으로 생각하면 이래서는 곤란하지만 현실적으로는 좀체로 올바른 식사를 하는 것은 어렵다. 그러나 이런 때라도 그렇게 초조해 할 필요는 없다. 이미 언급했듯이 산성 식품을 먹었다고 해서 갑자기 혈액이 산성이 되는 것이 아니고 체내에 축적된 알칼리성 성질과의 균형 문제이기 때문에 조금 더 장기적, 연속적으로 바라봐도 별 지장이 없다.
　1식으로 안 되면 3식 중에서 조정한다든가, 그 날이 안 되면 1주일 단위 속에서 균형을 생각한다고 하는 노력쪽이 오히려 중요한 게 아닐까? 베르그의 방법과 같이 태워서 생긴 재 12g을 표준으로 해서 알칼리성의 것을 먹었으니까 이제 안심이라고 생각하는 것은 그러니까 의미가 없다.
　그러면 지금의 우리들의 식생활에 있어서 야채의 섭취 방법은 어떤 상태일까 라고 하게 되는데 아무래도 나한테는 요즘의 식탁은 수고도 들이지 않고 모양만 좋게 한다고 하는 쪽으로 기울고 있는 느낌이 든다.
　도시락이 그 좋은 예다. 경제성, 생력성, 모양의 3방향에서 맞추다 보면 레터스나 샐러드, 채소를 1장 깐 위에 고기, 생선, 생선묵이 얹혀 있고 당근, 우엉 등 졸여도 작아지지 않는 것이 형식과 같이 붙어 있는 정도. 유색의 잎 채소와 같이 졸이면 줄어들지만 충분히 먹게 되는 재료는 사용되지 않고 있다.
　더구나 현재 한국인의 표준 가정의 식탁에 흔히 오르는 것이 오이와 토마토와 레터스 등으로 되어 있는 샐러드이다. 이것을 1년 내내 먹게 되고 나서 빈혈이나 충치가 늘어났다.
　한국인은 본래 저런 것을 먹고는 있지 않았을 것이다. 날로 먹는다고 하면 무즙 정도. 나머지는 조림, 구이, 무침류로 수많은 종류의 야채를 계절감과 함께 먹고 있었지만 1900년대 초에 외국인이 생야채를 먹는 습관을 가지고 들어온 이후, 식생활의 구미화와 함께 본래의 생활의 지혜로부터 생긴 전통 요리를 하나씩 버려 왔다.

거기에 전후, 요리 선생이 오이, 레터스, 토마토의 옷튀김을 샐러드라고 일컬어 만들어 낸 것이기 때문에 비닐 하우스에서 만들어진 미네랄이 적은 흰빛이 도는 야채만이 중시되어 왔다.

이것을 지도해 온 농정에도 문제가 있지만 고기 옆에 레터스와 토마토와 오이가 장식 정도로 놓여 있는 것을 의문도 없이 받아들여온 우리들 자신, 몸의 평형 상태를 유지할 수 없게 되어 충치와 성인병만이 늘어난다고 하는 이상한 상황을 낳아 온 게 아닐까?

□ 외국인은 고기 3배의 야채를 먹는다

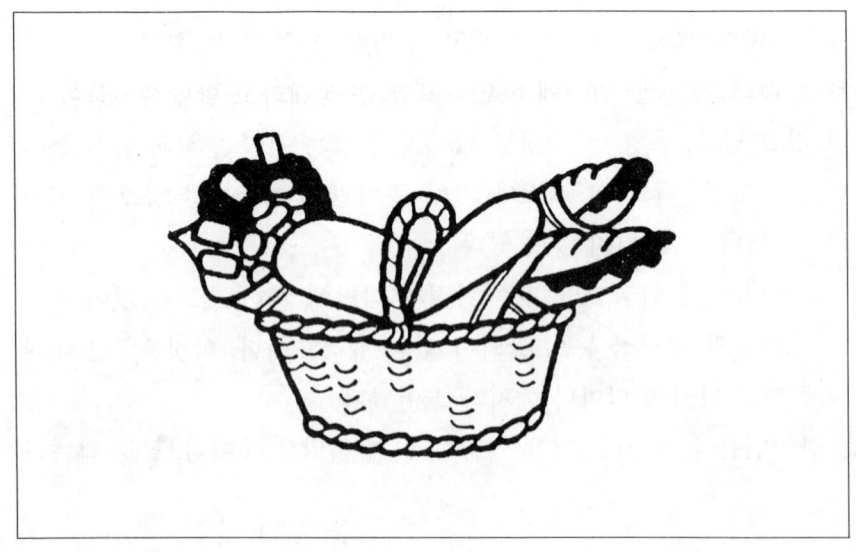

음식에 대한 귀천감 ─ 이것도 몸의 균형을 무너뜨린 원인의 하나일 것이다. 고기는 고급스런 것이지만 야채는 어디에나 자라고 있는 것 ─. 이런 감각을 고치지 않는 한, 특히 외식 등에서 야채를 듬뿍 먹는 습관은 몸에 배지는 않는다.

산-알칼리의 평형 상태를 유지하기 위한 표준으로써 식량영양연구회에 의한 '식품의 1일 섭취 그램 수'를 소개하자. 이 표는 산-알칼리의 면에서만 만들어진 것은 아니다. 영양의 섭취 방법에 필요한 각종의 균형을 생각한 후에 만들어지고 있지만 이것에 의해서도 육류, 야채류, 달걀을 합치면 약 135g으로 야채, 해조, 과일의 합계 약 469g은 고기, 어류의 약 3배이다. 해조는 32g으로 되어 있지만 건조한 것으로 환산하고 있기 때문에 수분을 포함하면 야채와 마찬가지로 부풀어 오른다고 하는 점도 생각해 주기 바란다.

나는 외국인이 스테이크를 먹고 있을 때, 곁들여지고 있는 생야채의 양이 많은 데에 놀라는 경우가 있다. 역시 고기의 3배 이상의 야채를 섭취하고 있는 게 아닐까? 그 균형의 묘를 모르고 지금까지의 한국 요리적인 야채 감각으로 생야채를 먹고 있는 우리들의 식생활은 바야흐로 건강을 위기에 빠뜨리고 있는 상태라고 말할 수 있다.

□ 많은 식품을 치우치지 않고 섭취한다

일반적으로 말해서, 우리들이 생야채를 섭취하는 큰 이유는 비타민 섭취를 위해서라고 말할 수 있을 것이다. 그렇지만 나는 이 때 식생활에 있어서 야채의 역할을 미네랄 섭취를 위해 즉, 본래의 알칼리성 식품이라고 하는 지위도 되돌려도 좋다고 생각하고 있다. 비타민은 섭취할 뿐이라면 그 역할은 과일에 맡기면 되기 때문이다.

  나는 적어도 1일에 20종류 이상의 식품을 섭취하도록 하고 있다. 위의 표를 표준으로 하면 그렇게 어려운 일은 아니다. 식품을 섭취하는 목적에는 에너지 섭취, 단백질 섭취, 비타민 섭취 등 여러 가지 있다. 그 어느 하나 균형이 부족해도 몸의 상태는 무너져 버린다. 몸에 좋다고 들었다고 해서 야채만 먹고 에너지 섭취를 게을리하면 체력 그 자체가 없어져 버려서 모처럼의 건강 만들기의 노력도 수포가 되어 버린다.

  따라서 가능한 한 많은 식품을 섭취하도록 유의하는 것이 중요하고 메뉴를 만들 때에 녹황색 야채, 해조 등의 식품군과 곡류, 생선, 고기, 달걀 등의 식품군과의 균형에 눈을 돌리는 것이다. 이 노력만 있으면 충분하고 달리 특별한 주의는 필요없을 것이다.

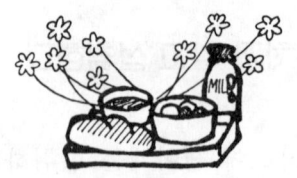

육식(肉食)도 제대로 먹으면
허약체질 예방에 도움이 된다

□ 육식의 좋은 점과 나쁜 점

　최근에 한국인의 평균 수명이 늘어나서 거의 구미의 수준에 이르렀다. 또한 청소년의 체위 향상도 현저하다. 이 원인의 하나로써, 경제 성장에 따라 국민 영양이 개선된 점, 즉 육식(동물성 단백 식품)이 증가한 점을 들 수 있다.
　구미에서는 생활 수준의 향상에 따라서 식물성 단백 식품의 소비량이 감소하고 반대로 고기의 소비량이 늘어난 것은 역사적 사실이다. 생활의 구미화가 현저한 오늘날의 우리나라에서도 완전히 같은 경향이 있다. 예를 들어, 보사부 국민 영양 조사에 따르면, 최근 우리의 식생활은 60~70년대와 비교해서 비약적으로 개선되고 특히 섭취하고 있는 단백질은 양적으로도 질적으로도 향상하고 있다. 그리고 동물성 단백질이 차지하는 비율이 증가하고 그것에 따라서 국민 체위가 매우 늘어나고 있다.
　그런데 최근 공해 문제가 부각됨에 따라서 자연식을 원하는 소리가 강해지고 또한 건강식에 대한 여러 가지 책도 출판되고 있지만 그 중에는 육식의 해에 대해서 강조하는 나머지, 육식을 완전히 부정하는 것 같은 인상을 독자에게 주는 책도 없지 않다. 그 때문에 육식에 대해서 공포감 혹은 혐오감을 품기 시작한 사람들도 많다. 그러나 고기를 일방적으로 악당으로 몰아 버리는 것은 어떤 의미에서는 위험하기조차 하다. 고기 부족으로 목숨을 잃는 경우도 있기 때문이다.

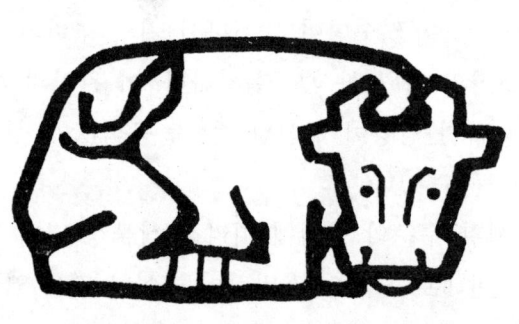

고기를 영양학적으로 분석하면 문제가 되는 것은 단백질과 지방이다. 각각 체내에서 어떤 역할을 하고 있느냐에 대해서는 나중에 자세히 서술하기로 하고 우선 최초로 육식의 장점과 단점을 간단히 정리해 두고 싶다.

〈고기의 장점〉

① 스트레스에 대한 저항력을 키운다……정신적인 스트레스나 육체적인 스트레스나 그것을 받으면 다량의 질소가 체외로 배설된다.

이 경우 고기 등의 동물성 단백을 충분히 섭취하고 있으면 스트레스에 대한 저항력이 강해진다. 스트레스가 강할 때는 아무래도 소식이 되기 쉽지만 고기의 단백이라면 소량이라도 영양을 공급할 수 있어 영양가에 비해서는 위장의 부담도 적다.

② 병을 예방한다……중년 이상의 사람으로 당뇨병, 고혈압증, 동맥 경화 등의 성인병을 두려워하는 나머지, 감식을 하고 있는 사람에게 있어서 고기의 단백질은 특히 필요하다. 우리들의 교실에서는 여러 가지 성인병 환자에게 식사 요법을 지도하고 있지만 식사를 줄이면 반드시 단백식이 부족해진 것을 평소 흔히 경험하고 있다. 이 만성적인 단백 부족은 매우 위험해서 보통이라면 죽을 리 없는 병(예를 들면, 감기 등)으로 어이없이 죽어 버리는 경우가 있다. 또한 소화 기능이 저하하고 있는 회복기의 환자나 노인에게 있어서 양질의 단백원인 고기는 체력의 유지나 회복에 빼 놓을 수 없다.

③ 일에 대한 의욕과 지구력을 키운다……나중에 자세히 서술하겠지만 저단백증에 걸리면 운동 때의 지구력이 저하하거나, 정신의 작용이 둔해지는 등 일종의 노화 현상이 일어난다.

성인의 저단백증은 판정이 어렵지만 지치기 쉽다, 일에 몰두할 수 없다, 멍하다, 기력이 떨어졌다 등의 눈, 타각 증상이 있고 의사의 진단을 받아 봐도 아무런 이상도 발견되지 않아 '자율 신경 실조증일 것이다' 등이라고 결론 지어지고 있는 사람들에게 의외로 많다. 이런 증상이 있는 사람은 일상의 식사 내용을 체크해서 만일 단백 부족임을 알았으면 근육식 중심으로 영양 개선을 꾀해야 한다.

④ **간경변을 예방한다**……식량 사정이 나빴던 50～60년대에 비하면 현대 쪽이 간경변의 발생이 저하하고 또한 예후가 좋아졌다. 이것에서도 알 수 있듯이 양질의 고단백은 간경변의 예방이나 치료에 빼놓을 수 없다.

애주가가 간경변 등의 간장병에 걸리기 쉬운 사실은 잘 알려져 있지만 가능한 한 육류를 안주로 해서 마셔야 한다.

⑤ **비만 해소에 도움이 된다**……지방 세포의 수가 많은 형의 비만(참살)에는 식사 요법이 좀체로 효과가 없지만 지방 세포의 수가 정상인데 그 속에 지방이 너무 쌓여서 세포 전체가 부푼 형의 비만(물렁살)은 쉽게 칼로리량을 줄이게 하면 간단히 감량할 수 있다. 소량이라도 영양가가 높은 고기는 섭취량에 비해 포만감이 좋고 또한 고기 전체에 탄수화물이 거의 없기 때문에 과식해도 지방이 별로 늘어나지 않으므로 물렁살 비만의 해소에는 안성맞춤이다.

〈고기의 단점〉
① **포화 지방산 과잉의 원인을 만든다**……일반적으로 포화 지방산(불포화 지방산이 체내에서 비타민적으로 사용되는데 대해서 이것은 에너지쪽으로 사용된다)의 과잉 섭취가 성인병의 원인이 되는 사실은 잘 알려져 있지만 고기에는 이것의 양이 압도적으로 많다.

② **칼로리 섭취 과잉의 원인이 된다**……지방은 탄수화물이나 당의 2배 정도 칼로리가 있기 때문에 고기의 과식은 거기에 포함되는 지방 때문에 즉시 칼로리 과잉이 되기 쉽고 이것이 원인이 되어 성인병

에 걸릴 가능성도 있다.

③ **통풍의 원인이 된다**……이것은 혈액이나 소변속의 요산 함유량이 늘어 나서 요산염이 되어 관절염 등에 침착하기 때문에 관절염을 일으키고 결국은 신장 기능 장해를 초래하는 병이다. 고기를 다식하는 구미에 환자가 많았지만 식량 사정이 좋아진 한국에서도 최근 늘어나는 경향이 있다. 진성 통풍 환자의 대부분은 선천적인 원인에 의한 것으로 고단백식의 다소는 별로 관계 없다고 하는 보고도 있지만 고단백식이 혈중의 요산을 늘리는 사실은 분명하다. 따라서, 몸안에 통풍 환자가 있으면 가능한 한 고기의 과식은 삼가하는 편이 좋을 것이다.

□ 단백질은 어째서 필요한가

육식의 좋은 점, 나쁜 점에 대해서 간단히 열기해 왔지만 여기에서 의학적, 영양학적인 육식의 근거에 대해서 자세히 검토하고 싶다. 우선, 단백질의 역할에 대해서이다.

일반적으로 음식은 몸속에서 어떻게 이용되느냐에 따라서 크게 2가지로 분류할 수 있다.

하나는 체내에서 에너지(칼로리로 측정한다)가 되는 식품으로 지방이나 탄수화물이 대표적이다. 이것들은 생리적인 작용에 필요한 연료를 공급하는 역할을 하고 남은 것은 나중에 사용하기 위해 지방이나 글리코겐으로써 저장된다.

제2는 생명 현상의 조절에 사용되는 것으로 단백질, 비타민, 미네랄, 지방산 등이 대표적이다. 이 중 단백질은 지방이나 탄수화물의 섭취량이 적을 때에 에너지원으로써도 이용된다. 따라서, 영양학적인 견지에서 단백질을 보면 지방, 탄수화물 등으로 대체할 수 없는 영양소로 혈액, 항체 물질, 근육, 효소, 호르몬, 피부, 모발 등이 되어 신체 구성에 불가결하다. 또한, 우리들의 몸은 가만히 있어도 끊임없이 붕괴와 재생을 반복하고 있어 피부, 모발, 손(발)톱과 같이 탈락해 가는 것도 있기 때문에 몸 조직의 수복을 위해서는 항상 일정량의 단백질을 계속 섭취해야 한다.

전문적으로는 '단백 대사'라고 하지만 생체 내에서는 끊임없이 오래된 단백질이 새로운 것으로 대치된다. 혈장 단백은 14일, 근육 단백은 158일에 각각 반이 대치된다. 그리고 불필요해진 단백질의 일부는 에너지로써 사용되고 일부는 다시 체단백 합성에 이용된다. 또한, 단백질 성분 중에 포함되어 있는 질소는 매일 소변이나 땀 속에 배출되어 몸의 유지를 위해 사용되고 있기 때문에 상실된 단백 질소를 원래대로 보급하기 위해서도 단백질을 항상 섭취할 필요가 있다. 이것을 '질소 평형'이라고 한다. 매일 배설되는 불가피 질소 손실량은 체중 1kg당 58mg으로 되어 있다.

그런데 단백질은 몇 가지의 아미노산으로 구성되어 있지만 로즈 박사(미국)에 의하면 성인은 1일에 3.5g의 질소를 아미노산으로써 섭취하면 몸을 유지할 수 있다고 하고 있다. 이 질소량은 약 22g의 단백질에 상당하지만 일반적으로 단백질의 필요량은 성인이 체중 1kg당 1일 1.8g이라고 되어 있다. 따라서 남자의 평균 체중을 62kg라고 하면, 1일당의 필요량은 73g이 되고 여자에서는 평균 체중 52kg로써 61g이다.

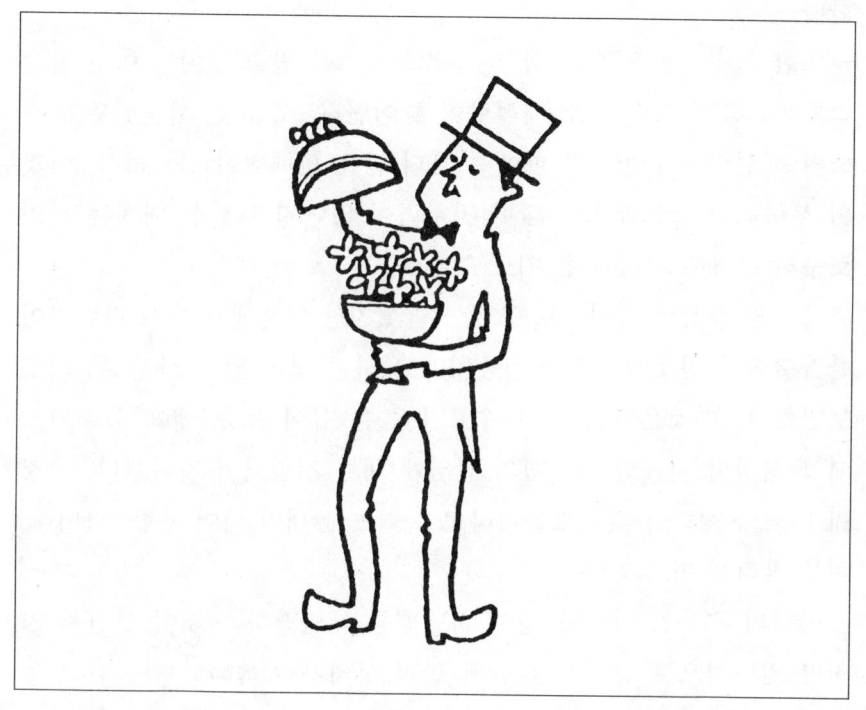

 이 외 유아(乳兒), 유아(幼兒), 사춘기의 청소년, 임산부 등은 몸의 성장이나 유지를 위해서 단백질을 보다 많이 섭취할 필요가 있고 또한 수유부나 발열, 화상, 외상 등에 의해 몸 조직의 대사 활동이 증대해 있는 사람, 외과수술 후의 사람, 병 회복기의 사람 등도 단백질이 결핍하면 성장이 늦거나 저항력이 저하해서 여병을 병발하거나 몸의 회복이 늦거나 하게 된다.
 정상적인 성인은 연령과 함께 필요한 칼로리량은 저하하지만 아미노산이나 단백질의 필요량은 연령, 체중, 노동량에 관계없이 일정하다. 나이를 먹음에 따라서 식사량은 줄일 필요가 있는데도 불구하고 단백질은 반대로 보다 고농도의 양질의 것을 식품으로부터 섭취해야

한다.

또한 현대인은 평소 여러 가지 스트레스를 받고 있지만 이와 같은 스트레스를 받으면 질소 배설량이 늘어난다. 조금 전 서술했듯이 질소의 배설량이 늘어났을 때에는 보다 많은 단백질이 필요하다. 이것이 부족하면 스트레스에 대한 저항력이 없어지고 심할 때에는 사회로부터 탈락해 버리게 될 지도 모른다.

육식의 장점의 장에서도 조금 언급했지만 인체에 있어서 단백질이 불가결한 영양소임을 저단백증이라고 하는 병이 있는 사실로부터도 분명하다. 이것은 단백질의 수요가 높은 유아(幼兒)에게 일어나기 쉽고 성장이 저해받거나 병의 감염에 대한 저항력이 저하한다. 그것이 더욱 진행하면 콰지오콜이라고 불리는 상태가 되어 부종, 간비대, 피부 박리 등이 생긴다.

성인의 경우는 아이와 같이 저단백증을 발견하는 것이 간단치 않지만 일반적으로 만성적인 단백 결핍 상태가 계속되면 특별한 운동을 했을 때나 발열, 질병, 임신 등을 계기로 해서 일어나는 경우가 있어 운동 능력의 저하, 노동 의욕의 감퇴, 신경 활동의 쇠약 등을 불러 소위 무능력자가 되어 버린다.

따라서 성인병에 대한 공포 때문에 육식을 극단적으로 경원하고 있는 사람들은 특히 이 점을 반성하고 주의해야 한다.

□ 동물성 단백질은 식물성보다 양질

그런데 같은 단백질이라도 종류에 따라서 영양가가 매우 다르다.

그것은 아미노산 조성이 단백에 따라 각각 다르기 때문이다. 아미노산에는 체내에서 만들어 낼 수 없는 필수 아미노산(8종류 있다)과 음식중의 다른 물질을 재료로 해서 재빨리 합성되는 비필수 아미노산이 있다.

체단백질을 합성하기 위해서는 전부의 필수 아미노산이 동시에 필요하고 1종류가 빠져도 체단백질의 합성은 정지해 버린다. 따라서 평소 먹는 식품 중에 이 필수 아미노산이 일정량 포함되어 있는 것이 이상적이다.

그러나 영양가는 필수 아미노산의 양으로 결정되는 것이 아니고 비필수 아미노산의 종류도 영향한다. 이 때문에 단백질의 영양가는 소화율이나 체내에서의 이용률 등을 기준으로 해서 결정되고 있다.

'생물가'도 단백질의 영양가로 나타내는 대표적인 기준의 하나로 질적으로 완전한 단백이 생물가는 100이다. 이 생물가를 기준으로 해서 동물성과 식물성의 단백질을 비교하면 전달걀 87~97, 우유 85~90, 쇠고기 76, 고등어 72. 식물성에서는 밀가루 52, 감자 67, 콩가공품(두부) 65, 땅콩 52로 동물성 단백질 쪽이 영양가가 높다. 그러나 아미노산 공급면에서는 효율이 나쁜 식물성 단백 식품이라도 수종류 섭취해서 그런 단백질들에 부족한 아미노산을 서로 보충해서 생물가를 올리는 것은 불가능하지 않다.

그렇지만 생물가가 낮은 단백질의 경우 결핍 아미노산을 충분히 섭취하면 다른 아미노산이 과잉이 되어 몸이 그것을 견딜 수 없게 되어 병의 원인이 될 우려가 있다. 이것에는 상당히 전문적인 지식이 필요하기 때문에 별로 권할 수 없다.

이것에 대해서 동물성 단백 식품은 소량이라도 생체의 단백 수요를 만족시킬 수 있어 단백의 필요도가 높은 성장기의 아동, 수유부, 임산부, 병의 회복기의 사람 등은 물론 고농도의 양질의 단백질이 필요한 고령자에게도 절대로 빼 놓을 수 없는 영양원이다.

그러나 여기에서 주의해야 할 점은 동물성 단백식의 과잉 섭취가 지방의 과잉 섭취가 되기 쉬운 점이다. 동물성 식품 중의 지방에 유래하는 칼로리는 우유 52%, 달걀 65%, 고등어 통조림 71%, 건조 비프 30%로 많다. 더구나 지방은 탄수화물이나 단백질에 비해서 칼로리가 약 2.2배나 되서 칼로리 과잉이 될 우려가 있다. 또한 동물성 지방은 식물성 지방에 비해 포화 지방산이 많다. 그리고 이 고칼로리식과 포화 지방산 섭취 과잉은 동맥 경화증의 원인이 될 가능성이 있다.

그러나 에너지원으로써의 지방과 당질은 서로 부족을 보충하는 융통성을 갖고 있어 식사량 전체를 보지 않으면 지방의 섭취 과잉에 대해서 논할 수 없다. 그럼, 우리들의 건강을 유지하기 위해서는 동물성 단백을 어떻게 해서 먹으면 좋을까? 육식을 중심으로 해서 다음에 서술해 보고 싶다.

□ 가장 이상적인 고기(肉類)의 먹는 법이란

잘 조화가 잡힌 음식은 총칼로리의 10~15%가 단백질, 55~70%가 탄수화물, 20~30%가 지방이라고 하는 비율이 좋다고 되어 있다. 이것에 대조해서 신선한 고기의 평균 조성을 보면 수분 60%, 단백질 17%, 지방 20%, 회분 1%이다. 따라서 아무리 고기는 영양가 높다고 해도 탄수화물이 포함되어 있지 않기 때문에 육식만으로는 영양학적으로 바람직하지 않다. 따라서 밸런스 좋은 식사를 하기 위해서는 곡물이나 과일로부터 탄수화물을 보충하고 야채 등으로부터 비타민을 섭취할 필요가 있다.

또한 성인병 예방의 견지에서 식물성 지방과 동물성 지방의 비율에도 충분히 주의할 필요가 있고 중년 이후는 2대 1의 비율을 목표로 해야 한다(30세 전이라면 1대 1이 좋다).

그러나 식물유에는 다가불포화 지방산이 많고 이것은 산화되어 포화 지방산이 되기 쉬우므로 비타민 E를 동시에 섭취해서 그 산화를 막을 필요가 있다.

더구나, 비타민 E는 우유, 달걀, 고기 등의 동물성 식품이나 야채 특히 밀배아유에 많이 포함되어 있다.

그럼, 건강 유지상에서 고기를 먹기 위해서는 무슨 고기의 어느 부위를 먹는 것이 적당할까. 고기의 아미노산 조성에 대해서 보면 껍질이나 힘줄 등의 결합 조직을 제외하면 고기의 종류, 부위, 기관에 따라 차이 없이 거의 일정하다. 차이가 있는 것은 비타민의 함유량으로 이것을 많이 포함하고 있는 간장 등의 고기는 영양가가 높다고 말할 수 있다. 한편, 지방의 함유량은 돼지, 소, 닭의 순으로 낮아 중년 이상의 사람에게는 지방이 적은 닭고기가 바람직하다. 문제는 하루 어느 정도 먹어도 되는지 혹은 먹어야 하는지 라고 하는 점이다.

이것에 대해서는 1인당 동물성 단백(고기, 생선, 우유, 달걀 등)을 30g 포함하는 식사라면 다른 단백질이 어떤 종류라도 충분하다고 말할 수 있다. 그러나 동물성 단백이 15g 이하가 되면 대개 단백 결핍증을 불러 일으킨다. 하긴, 단백질의 섭취 방법 나름으로 지방의 섭취량도 늘어나서 칼로리 과잉이 될 우려가 있기 때문에 단백질 뿐 아니라 식사 전체의 칼로리량에도 신경쓸 필요가 있다.

덧붙이자면, 한국인의 하루에 필요한 칼로리량을 연령별로 나타내면 다음과 같다(괄호 안은 여성).

20대 = 2500(2000)
30대 = 2400(1950)
40대 = 2300(1900)
50대 = 2200(1800)
60대 = 2000(1700)
70대 = 1800(1500)

예를 들면, 50대의 남성은 1일 2200cal의 식사를 섭취하면 충분하다. 그리고 그 중 30g의 단백질을 고기로부터 섭취하면 된다. 그러나 이것은 영양학적인 단백질의 양으로써 물론 실제의 고기 무게는 아니다. 그럼, 30g의 단백질이란 도대체 고기 몇 그램에 상당하는 것일까?

붉은 살의 쇠고기를 예로 들면, 100cal 중에 9.6g의 단백질을 포함하고 있기 때문에 300cal에서는 28.8g이 된다. 그리고 300cal의 쇠고기의 무게는 약 102.5cal에 상당한다. 즉, 1일의 동물성 단백질의 필요량을 모두 쇠고기로부터 섭취한다고 한다면 100g 먹어야 한다. 만일, 그 반인 50g밖에 쇠고기를 먹지 않고 다른 동물성 단백질을 전혀 섭취하지 않는다고 한다면 그 사람은 저단백증이 될 위험성이 크다.

그럼, 동물성 단백을 유효하게 섭취하기 위해서는 어떤 조리법이 바람직할까. 일반적으로 날단백 식품은 가열한 단백질보다 소화가 나쁘다. 열처리하면 소화가 좋아질 뿐 아니라, 식품속의 유독 물질이나 영양 저해 물질을 파괴하게도 된다. 일례를 들면, 날달걀에는 아비진이라고 하는 단백질이 포함되어 있어 이것은 비타민과 결합하면 그 작용을 무효로 만들어 버린다. 그런데 달걀부침 등으로 본다면 아비진은 쉽게 파괴되어 버리기 때문에 비타민의 효과를 저해하는 일은 없다. 또한, 날생선에도 비타민 B를 분해하는 효소가 있지만 이것도 열처리를 하면 없어져 버린다.

이와 같이, 고기도 열을 가하는 조리법이 원칙이지만 지나치게 가열하는 것은 역효과이다. 이것은 너무나도 단백질을 가열하면 다시 불소화물이 되어 버리거나 혹은 파괴되어 영양가가 떨어져 버리기 때문이다.

그런데 단백질의 섭취를 유효하게 하기 위한 열처리는 다른 한편으로 비타민류에 악영향을 미친다. 고기에는 비타민 B군이 많이 포함되어 있지만 이것은 열에 약하고 특히 비타민 B_6(결핍하면 빈혈, 면역 산생 능력의 저하 등을 일으킨다)나 판토텐산(결핍하면 지방간 등을 일으킨다)이 파괴되기 쉽다. 보통 이상으로 가열한 고기를 좋아하는 사람은 배아, 효모, 간 등 비타민 B군이 풍부한 식품도 함께 먹을 필요가 있다. 단백질, 지방, 탄수화물을 아무리 균형 좋게 섭취해도 비타민이나 미네랄이 부족해서는 생명 활동을 유지할 수 없기 때문이다.

□ 지방의 과잉을 막는 안전량

그런데 여기에서 걱정이 되는 것은 고기의 또 하나의 중요 성분인 지방에 대해서이다. 동물성 지방에는 포화 지방산이 많고 식물성 지방에는 불포화 지방산이 많다. 포화 지방산의 과잉 섭취가 성인병의 원인이 되기 쉬운 사실은 이미 서술했지만 조금 전 나타낸 기준과 대조하면 이상적인 고기의 양은 어떻게 될까?

다시 한번 50대의 남성을 예로 들자. 필요한 동물성 단백을 섭취하기 위해서 1일 102.5g의 쇠고기를 먹었을 경우, 300cal 속에 차지하는 지방의 칼로리량은 225(75%)로 이것은 하루에 필요한 칼로리량 (2200cal)의 10%에 불과하다. 앞에 서술했듯이 하루에 섭취하는 이상적인 지방의 균형은 20~30%, 그리고 동물 지방과 식물 지방의 비는 1대 2이다. 따라서, 나머지 20%를 식물성 지방으로 보충하면 합계 30%가 되어 바람직한 유지의 섭취 방법이 된다. 즉, 50대의 사람은 쇠고기를 매일 100g 먹어도 별 지장 없을 뿐 아니라 지방 섭취의 면에서도 균형이 좋다고 말할 수 있다.

□ '산성 식품이 위험하다'는 말은 거짓말

그런데 최근 산성 체질이라든가 알칼리성 체질이라고 하는 것이 문제가 되어 알칼리 식품이 건강을 유지하는데 있어서 유효하고 산성 식품은 몸에 좋지 않다고 일컬어지고 있다. 그리고 알칼리 식품이 일종의 붐현상을 보이고 있는 것 같기도 하다. 이런 점이 육식에도 영향을 미쳐서 고기를 먹으면 혈류가 산성으로 치우치기 때문에 나쁜 음식이다 등이라고 결정짓는 의사까지 나타나고 있다. 그렇지만 이런 단순한 발상으로 악당 취급당해서는 고기도 견딜 수 없다. 혈액은 음식에 따라 간단히 변하지는 않기 때문이다. 고기의 이런 오해를 풀기 위해서 체내에서 산성과 알칼리성이 어떤 구조로 조절되고 있는지에 대해서 조금 언급해 두자.

산도의 기준은 보통 pH(페하)로 나타내지만 혈액의 pH는 탄산(H_2CO_3)과 중탄산($BHCO_3$)의 2인자에 의해 정해진다. 그리고 탄산과 중탄산의 함유량비가 1대 20이 되도록 조절되고 있다.

정맥혈과 동맥혈을 비교해 보면, 전자쪽이 탄산가스(CO_2)의 함유량이 매우 많다. 즉, 정맥혈은 탄산계의 인자쪽이 강한 것으로 이 때문에 상당히 강한 산성이 될 것이지만 실제로는 정맥혈이 pH는 7.40, 이것에 대해서 동맥혈은 7.43(pH7이 중성이고 그 이하가 산성)으로 불과 0.03의 차이가 있는데 불과하다. 모두 약알칼리성의 상태이다. 이것은 혈액 중에 혈장단백, 헤모글로빈, 산화헤모글로빈, 중탄산, 무기인산 등이 있어 혈액의 pH를 일정하게 유지하도록 항상 작용하고 있기 때문이다. 또한, 혈중의 탄산 함유량은 호흡기계의 제어를 받고 있어 산성으로 기울면 탄산가스를 제거하기 위해 호흡량이 늘어나고 또 알칼리성으로 기울면 그것을 축적하기 위해서 호흡을 억제하거나 해서 조절하고 있다.

또한, 또 하나의 인자인 중탄산계는 알칼리 예비라고도 해서 산성 화합물 중화에 이용되어 산과 알칼리 평형의 제어를 하고 있다.

중탄산계의 작용에는 신장도 큰 관계가 있어 유산, 구연산, 염산, 인산, 황산 등의 불휘발성산을 배설하거나 체내에서 산의 생성이 과잉일 경우, 아미노산으로부터 암모니아를 만들어내서 알칼리성 양이온 대신에 이것을 동원하거나 해서 혈액의 pH를 조절하고 있다. 따라서 신장에 장해가 있을 경우에는 중탄산계의 작용이 저해받기 때문에 가끔 '아시도시스'라고 하는 몸이 산성으로 너무 치우쳤기 때문에 일어나는 병에 걸리기 쉬워진다.

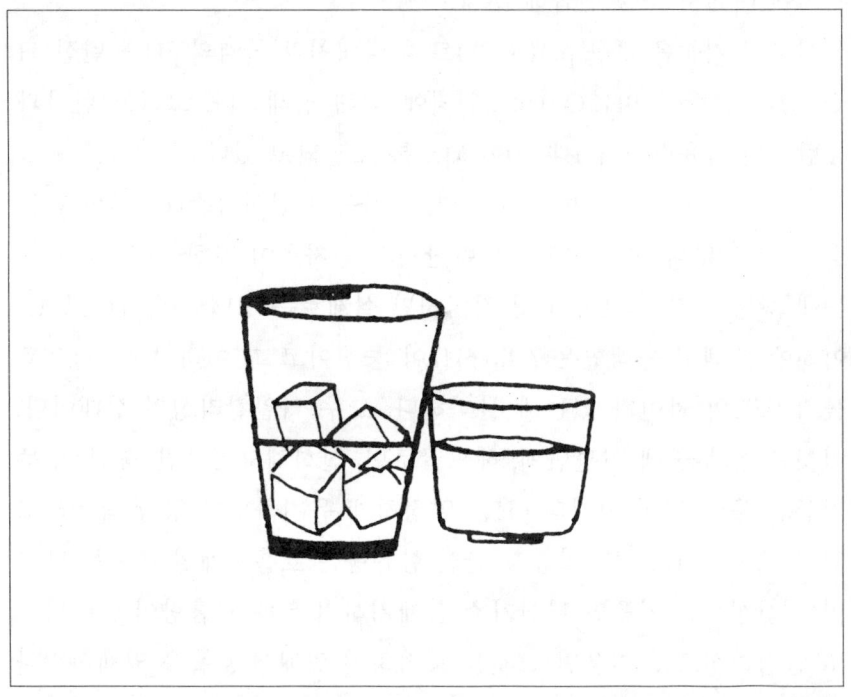

이와 같이, 인체의 산성과 알칼리성의 균형은 항상 일정하게 유지되는 구조로 되어 있어 사소한 음식 종류의 변동 정도로는 거의 영향을 받지 않는다. 산성 체질이 되는 것이 두려워서 육식을 경원하고 있는 사람은 우선 그 점을 충분히 인식해 주기 바란다.

여기에서 육식의 문제로 이야기를 되돌리자. 말고기를 제외하고 고기는 저장 중에 글리코겐이 분해해서 유산이 생기기 때문에 pH가 저하하여 산성이 된다. 그러나 이것은 별로 문제가 아니다. 왜냐하면, 음식은 모두 위를 통과하지만 위액에는 염산이 포함되어 있기 때문에 당연 이것도 산성이기 때문이다. 즉, 체외에서 음식이 약산성이라는 것은 위를 통과하는 시점에서는 전혀 문제가 되지 않는다. 오히려 음식이 체외에서 알칼리성인 편이 문제가 된다. 예를 들면, 위궤양은 위산과다가 원인으로 생각되고 있어 보조식으로써 흔히 칼슘이나 알칼리 금속을 주는 경우가 있지만 너무 주면 구역질이나 구토, 두통 등의 소위 우유-알칼리 증후군을 일으키거나 전신의 석탄 침착 증상을 일으키거나 하기 때문이다.

오히려 고기가 문제가 되고 있는 것은 그것이 산성 식품이라고 하는 점이다. 산성 식품이란 인의 함유량이 높은 반면 칼슘이 적은 식품으로 체외에서 산화되어 산성 물질을 낳는 음식을 말한다. 그러나 고기가 체외에서 산화되어도 혈액 중의 헤모글로빈이나 혈장 단백 등의 덕분으로 혈액의 pH는 영향을 받지 않는 구조로 되어 있기 때문에 고기를 먹었다고 해서 약알칼리성이었던 혈액이 약산성이 되지는 않는다.

이와 같이 세상에서 일컬어지고 있는 '산성 식품의 위험'은 생리적인 메카니즘에 입각해서 생각해 보면 조금 지나친 감이 있다. 요는 극단적인 육식 일변도에 의해 약알칼리 상태를 유지하려고 하고 있는 몸에 무리한 부담을 강요하지 않는 것이다.

그러나 자연이란 잘 완성된 것으로 단백질이 적은 식사를 하면 칼슘은 체내에서 5% 밖에 흡수되지 않지만 고기 등의 고단백식의 경우에는 3배나 흡수율이 좋아진다. 그래서 육식에 있어서는 칼슘이 많은 식품, 예를 들면 우유, 치즈, 달걀 노른자, 너츠류, 양배추, 순무의 잎, 아스파라거스, 컬리플라워 등을 함께 먹는 것이 바람직하다. 돈까스 가게에서는 양배추를 산더미처럼 접시에 담아서 내놓는데 가능한 한 남기지 않도록 한다.

또한, 요구르트 등 유산균 식품이나 생선, 효모 등에 포함되어 있는 비타민 D도 칼슘의 흡수를 촉진하는 작용이 있기 때문에 육식 때에 곁들여서 섭취하면 좋을 것이다.

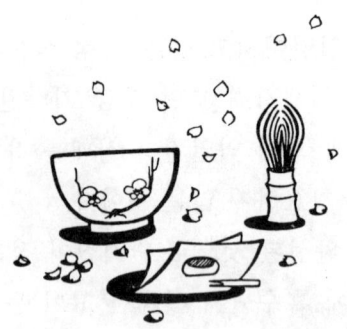

고기(肉類)는 종류별·부위별로 가치가 다르다

□ 식물보다 뛰어난 고기의 단백질

우리들의 영양은 근년 상당히 좋아졌지만 아직 오랫 동안의 습관이나 경제적인 문제때문에 결함이 없다고는 말할 수 없다. 그 하나는 쌀이나 빵 등의 소위 주식을 지나치게 많이 섭취하는 것.

'밥을 몇 공기 먹는다'라든가 '빵을 몇 장 먹는다'라든가에 의해 음식의 다소를 표현하기 쉬운 것도 그 현상이다.

육류나 어류는 질이 좋은 단백질의 공급원이지만 그것은 첫째로 식물성 단백질에 적은 함황 아미노산(메티오닌과 시스테인)을 많이 포함하고 있기 때문이다. 특히 메티오닌에는 강간제로써의 작용이 있다. 알콜성 음료의 해로부터 간장을 지키는 작용이 있는 메티오닌은 숙취의 방지에 최적이다.

따라서 술을 마실 때에는 생선이나 육류를 듬뿍 먹는 편이 몸에 좋다고 하는 것이다.

또한, 리진이라고 하는 어린이의 성장에 없어서는 안 되는 아미노산이 많은 것도 고기나 생선의 특징이다. 이 리진을 포함해서 몸 조직의 단백질을 만드는데 필요한 성분(필수 아미노산)이 어느 정도 포함되어 있느냐고 하는 점에서 식품의 단백질의 영양 가치에 평점을 매긴 것을 '단백가(프로테인 스코어)'라고 한다. 육류의 단백가에 대해서 말하자면 쇠고기 80, 돼지고기 90, 닭고기 87이라고 하듯이 다소의 불규칙성이 있는 것은 사실이지만 자세한 사항을 말하기 시작하면 끝이 없기 때문에 단백가에 대해서 일단 큰 차이가 없다고 생각해도 좋을 것이다. 식물성 단백(예를 들면 밀가루의 단백가는 56)에 비하면 어느 것을 섭취해도 육류의 단백이 뛰어나다는 사실을 염두에 넣어 주면 충분하다.

□ 종류와 부위에 의한 고기의 영양 차이

그럼, 평소 우리들이 먹고 있는 고기의 종류나 부위에 따라서 영양은 어느 정도 다를까?

우선 쇠고기에서는 넓적다리나 어깨 등의 지방이 적은 붉은 살코기의 경우, 지방이 5~10%, 단백질은 20% 정도, 전골에 사용하는 것 같은 가격이 비싼 차돌박이살이 되면 지방이 20~40%로 많아지고 단백질은 15% 전후가 된다. 칼로리의 면에서 봐도 차돌박이살은 넓적다리나 어깨의 3배 가까이가 되는 점이 눈에 띈다.

돼지고기의 경우는 맛이 쇠고기보다 산뜻한 것 같은 인상이 있지만 그것은 엑기스분이라고 일컬어지는 핵산류의 종류가 쇠고기와는 다르기 때문이다. 지방 그 자체는 쇠고기보다 많아 지방이 적은 넓적다리살이라도 20~30%, 소테로 하는 로스 고기가 되면 30~45%가 지방이기 때문에 3분의 1 정도는 지방을 먹게 된다. 단백질은 넓적다리살도 로스 고기도 15% 전후, 칼로리 량은 지방이 많은 만큼 쇠고기보다 높아지고 특히 베이컨 등은 수분이 적은 점도 있어서 넓적다리살의 약 2배의 고칼로리가 되기 때문에 비만자는 요주의이다.

닭고기는 육류 중에서는 가장 담백하지만 사실 지방분은 5% 정도로 매우 적고 단백질이 21~23%를 차지하고 있다. 단, 내장 부분에는 지방이 15% 정도 포함되어 있어 그 때문에 칼로리도 높아진다.

양고기는 지방이 8%, 단백질이 16% 정도이기 때문에 쇠고기의 붉은 살과 별로 차이는 없다. 단, 지방의 질이 다른 육류와 다소 달라서 양고기의 경우는 비교적 소화하기 어렵다고 하는 난점이 있다. 육류의 지방은 상온에서는 굳어져 있지만 그것이 녹는 온도, 즉 융점은 고기의 종류에 따라서 다음과 같은 차이가 있다.

양고기=44~51도
쇠고기=40~48도
돼지고기=33~46도
닭고기=20도 전후

알고 있는 바와 같이 양고기의 지방의 융점은 이 중에서 가장 높다. 인간의 체내의 온도는 36.5도로 사실은 이보다 융점이 낮은 편이 소화하기 쉽기 때문에 징기스칸 요리와 같이 지방을 떼어 버리는 요리법은 고기의 냄새를 제거할 뿐 아니라 소화하기 쉽게 한다고 하는 이점도 있다.

비타민류의 면에서 보면 쇠고기, 닭고기, 양고기 등은 비타민 B_2가 비교적 많고 돼지고기는 B_1과 B_2가 많다고 하는 특색이 있지만 어쨌든 레버(간장)에는 멀리 미치지 않는다. 간장은 어떤 동물의 것이라도 영양이 저장되어 있어 소의 간도, 돼지의 간도, 비타민 A, B_1, B_2, B_6, 니코틴산 등이 풍부하게 포함되어 비타민의 보고라고 해도 좋을 정도이다.

한국인은 기호에 맞지 않는 탓일까 레버류를 경원하기 쉽지만 요리 방법을 연구해서 조금 더 먹어도 좋지 않을까?

□ 왜 노인에게는 닭고기가 좋을까

옛날부터 노인에게는 닭고기가 좋다고 한다. 닭고기에는 지방이 적고 맛이 담백한 점이 각광받는 것이겠지만 영양학적으로 보면 오히려 지방 그 자체의 질이 다른 점이 주목된다.

육류의 지방은 가열하면 액상이 되지만 식으면 다시 굳어진다. 소, 돼지, 닭 중 식어서 가장 빨리 굳어지는 것은 쇠고기의 지방이고 비교적 굳어지기 어려운 것이 닭이지만 그 차이는 닭고기에 불포화지방산의 일종, 리놀산이 가장 많이 포함되어 있기 때문이다. 육류 지방중의 리놀산의 양은 다음과 같다.

[표] 원료별 리놀산 함유량

	평 균	폭
닭	20%	12~24%
돼지	10%	3~14%
양	4%	3~ 5%
소	2%	3~ 5%

[고기의 영양 비교(100g 중의 그램 수)]

종류	부위	칼로리	단백질	지질
쇠고기	넓적다리	146	21.0	6.1
	어깨	117	19.3	3.7
	배	260	27.5	20.5
	차돌박이	424	12.4	41.0
	간	129	20.5	3.5
	로스트비프	186	27.9	7.4
	로비프	257	24.8	16.8
돼지고기	넓적다리	279	16.7	22.9
	어깨	344	13.4	31.7
	배	451	12.4	44.3
	로스	354	14.1	32.5
	간	130	47.1	10.8
	로스햄	280	18.6	22.2
	프레스햄	165	16.1	10.7
	베이컨	648	5.5	69.2
	포크 소세지	319	12.4	29.5
	위너	288	16.7	24.0
	살라미	424	32.1	31.8
닭고기	닭고기	135	21.0	5.0
	병아리 고기	122	24.9	1.7
	껍질	230	31.1	10.8
	내장	216	17.6	15.6
	칠면조	199	24.4	10.5
	메추라기	117	18.5	4.2
머튼		142	16.4	8.0
말고기		125	20.5	3.7
고래	냉동 꼬리고기	246	13.8	20.6
	냉동 적육	127	23.0	3.0
	베이컨	274	19.3	21.2
	고기 통조림	190	24.0	6.4
	이랑(기름살)	449	25.5	37.6
	이랑(육질)	298	22.0	22.5
자라		69	14.9	0.2
멧돼지고기		147	16.8	8.3

닭의 지방은 특히 리놀산을 많이 포함하는 것이 눈에 띄지만, 알고 있는 바와 같이 이것은 콜레스테롤을 녹이는 작용이 있다고 일컬어지고 있다. 식물유로 리놀산을 70% 정도 포함하는 사플라워유는 약으로써 사용되고 있을 정도이다. 따라서, 콜레스테롤이 쌓이기 쉬운 시기에 와 있는 고연령의 사람이나 혈압이 높거나 당뇨병이 있어서 동맥 경화가 진행하기 쉬운 사람은 어느 쪽이냐 하면 닭고기가 바람직하다.

그러나 콜레스테롤 그 자체는 음식으로 체내에 들어오는 것 보다도 체내에서 만들어지는 양 쪽이 많다고 일컬어질 정도이기 때문에 어느 고기가 많다든가 적다고 하는 데에 그다지 신경 쓸 필요는 없다.

□ 가장 능숙한 동물성 단백질의 섭취 방법

그럼, 육류는 어느 정도 먹는 것이 바람직할까? 어른의 경우는 단백질을 1일 70g, 이 중 동물성 단백질을 30~35g 정도 섭취하는 것이 필요하다. 이것은 생선이나 고기, 유제품을 전부 합친 숫자이지만 그 배분은 대강 다음과 같은 비율을 표준으로 하면 편리하다(모두 1일량).

〈20대~50대〉
· 생선······60~70g
· 고기······40~45g

· 달걀……1개
· 우유……약 180mℓ

〈60대 이상〉
· 생선……70~80g
· 고기……30~40g
· 달걀……1개
· 우유……약 180mℓ

〈12세~14세의 어린이〉
· 생선……90g
· 고기……65g
· 달걀……70~75g(1.5개)
· 우유……220~240mℓ

  이것들은 반드시 하루에 이만큼의 양을 먹어야 한다고 하는 것이 아니고 1주일이라면 1주일 사이에 적당히 배분하면 된다.
  요컨대, 60세를 넘으면 동물성 단백질원은 생선의 비중을 늘릴 것. 고기는 가능한 한 닭고기를 사용할 것.
  또한, 한창 자라는 국민학교 고학년부터 중학생에게는 한창 일하는 어른보다도 좀더 다량의 단백질을 섭취하게 하는 것이 필요하다.
  마지막으로 비만자는 가능한 한 지방이 많은 고기를 피할 것. 특히 고기를 좋아하는 사람이 되면 전골 등으로 200~300g의 고기를 한번에 먹어 버리는데 다른 음식을 제한하지 않고 이것을 1주일에 2, 3회 하면 칼로리 과잉이 되는 것은 당연하다.

허약체질 예방에는
날고기가 좋은가, 구운 고기가 좋은가

□ 고기를 굽는 것은 먹는 사람의 얼굴을 보고 나서

가장 단적인 예부터 이야기하자

예를 들면, 여기에 남편을 생각하는 주부가 있어서 남편의 구두 소리를 듣고 즉시 부엌에 서서 찌 — 익 하고 스테이크를 구웠다고 하자. 200g 정도의 고가(高價) 스테이크 고기이다. 그런데 남편이라고 생각한 구두소리는 착각으로 모처럼 미디움으로 구운 스테이크는 완전히 식어 버린다.

그런 일이 2번 3번 반복되면 고기는 어떻게 될까······. 물론 맛이 없어지는 것은 당연하지만 영양적으로 보면 처음에 구웠을 때의 70% 정도로 가치가 떨어져 버린다. 200g의 고기가 140g 정도로 떨어져 버려서는 정말로 아까운 이야기이다.

어째서 이렇게 되느냐고 하는 것은 상당히 어려운 문제로 지금 현재 리시아의 화학자 하우로비치의 가설에 의해 이렇게 설명되고 있다.

즉, 단백질이라고 하는 것은 여러 가지 종류의 아미노산이 사슬과 같이 연결되어 이루어져 있고 그 사슬 부분 부분이 수소 결합이라든가, 반데르발의 다리라고 불리는 것(순수한 화학적 결합이 아니고 전자적으로 연결되어 있다)에 의해 결합되어 있다. 한편, 단백질의 소화 효소인 펩신이나 트립신은 사슬상의 아미노산 어디에나 매달려서 소화를 한다고 할 수는 없다. 각각 특정 종류의 아미노산 밖에 작용할 수 없다.

앞의 수소 결합이라든가 반데르발의 다리에 방해받아 소효 효소가 각각 기다리는 아미노산의 부분까지 도달할 수 없으면 소화 작용을 할 수 없다.

그런데 가열에 의해 물리적인 힘이 가해지면 사슬이 끊어져서 펩신이나 트립신은 각각의 아미노산에 매달릴 수 있게 되기 때문에 소화가 잘 이루어진다. 고기의 경우 날 것보다도 다소 가열하는 편이 소화가 좋아지는 것은 이런 이유에 의한 것이라고 생각되고 있다.

그러나 모두에 서술한 예와 같이 열을 너무 가하면 또 달라진다. 즉, 분자 구조에 혼란이 일어나서 통로가 막혀 버려 펩신이나 트립신의 작용을 받기 어려워지기 때문이다. 그래서 결과적으로는 원래의 영양가의 70% 정도 밖에 소화되지 않게 되어 약 3분의 1은 허사가 되어 버린다.

따라서, 고기뿐 아니라 단백 식품은 먹는 사람의 얼굴을 보고 나서 요리할 것, 그리고 너무 과열하지 않도록 할 것이 중요하다. 물두부 등도 두부에 바람 구멍이 생길 만큼 조려 버려서는 소화가 나빠진다. 전골이나 샤브샤브, 고기구이도 예외는 아니라, 고기가 조려질까 말까 하는 사이에 먹는 것이 단백질의 소화 흡수에 가장 좋다. 스테이크라면 레어(rare)나 미디움(medium)이 소화하기 쉽고 웰던(welldone)이 되면 상당히 소화 흡수하기 어려워진다.

□ 고기의 맛을 잘 살리는 조리법

알고 있는 바와 같이 고기를 굽는 방법 나름으로 맛이 상당히 달라지는데 어째서 이런 차이가 생기는지를 설명해 둔다.

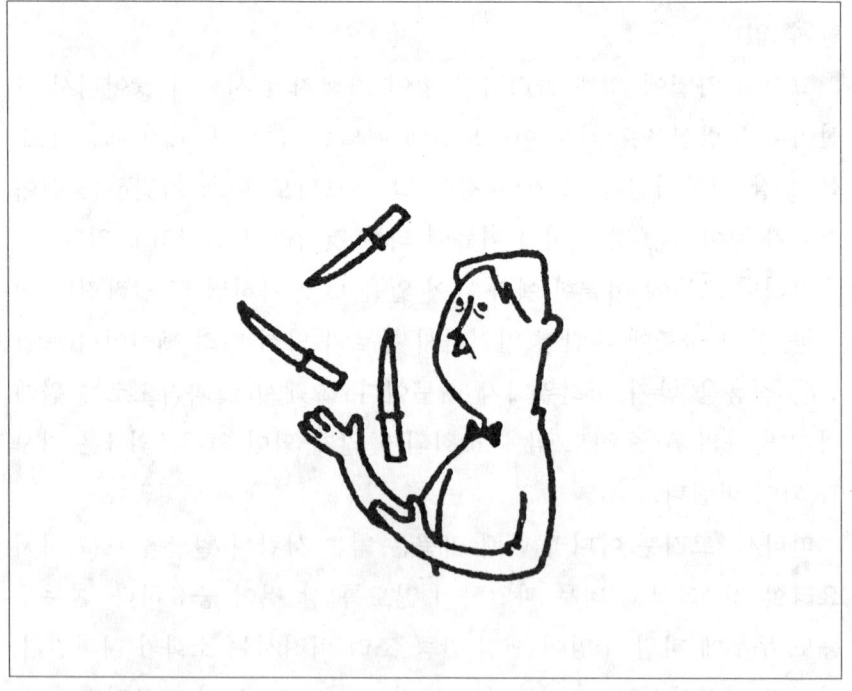

육질, 즉 동물의 근육은 3부분으로 이루어져 있다. 하나는 근육 자신을 만들고 있는 근원 섬유. 또 하나는 근원 섬유 사이에 들어가 있

어 그것들을 연결시키는 풀과 같은 역할을 하고 있는 근원질 선유. 사실은 엑기스뿐이라고 일컬어지는 고기의 맛은 이 근원질 선유에 포함되어 있다. 또한, 그 바깥쪽은 콜라겐이라고 하는 단백질이 싸고 있다.

 가열하면 콜라겐은 분해해서 젤라틴이 되기 때문에 속의 지방이 녹아서 나온다. 또한, 근원선유, 즉 고기의 맛은 수용성 단백이기 때문에 마찬가지로 육즙이 되어 표면에 배어 나온다. 이것들이 합쳐져서 독특한 누린내를 만들고 분해 생성물도 생겨서 고기의 맛이 된다.

 그래서 스테이크로 할 때는 처음에는 강한 불에 살짝 구워서 고기의 표면을 변성시켜 속의 맛 성분을 밖으로 달아나지 않도록 하는 것이 맛있는 구이방법의 요령이다. 반대로 약한 불에서 질척질척 굽고 있으면 육즙이 완전히 나와 버려서 고기 맛은 반감한다.

 그럼, 스튜는 어떠냐 하면 저것은 고기의 맛을 스프나 야채에 옮기고 향신료 등도 넉넉히 사용하여 전체의 조화로운 맛을 즐기는 것이다. 스튜에 사용하는 고기는 힘줄(콜라겐)이 많은 부분이지만 콜라겐이 분해한 젤라틴은 결함 단백질(필수 아미노산이 갖춰져 있지 않는 단백질)이 으뜸가는 것이기 때문에 단백질로써의 영양가는 구운 고기 등보다 30~50% 떨어진다고 생각해도 좋을 것이다.

□ 햄이나 소세지는 굽지 않는 편이 좋다

 더구나, 햄이나 소세지류는 그대로의 형태로 먹는 것이 가장 영양가는 높고 베이컨도 몇 번도 다시 데우거나 오글오글 태워서 굽거나 하면 영양가는 고기와 마찬가지로 떨어져 버린다. 하긴, 뭐니뭐니해도 음식은 맛있게 먹지 않으면 거짓말이기 때문에 태운 베이컨을 좋아하는 사람은 1장 더 많이 먹으면 그것으로 같은 영양이 된다.

마지막으로 식물성 단백에 대해서 서술해 둔다. 이것은 아미노산이 고기와는 다른 연결 방법을 취하고 있기 때문에 가열하는 편이 소화는 좋아진다. 특히 콩류에는 트립신, 인히비타라고 해서 트립신의 작용을 억제하는 효소가 포함되어 있고 이것은 가열됨으로써 굳어져서 효력을 상실한다. 또한 콩에는 헤마글루티민이라고 하는 갑상선종의 원인이 되는 독물이 포함되어 있다. 따라서, 콩의 삶은 물은 반드시 따라 버려서 독물을 제거할 필요가 있다. 이것을 그대로 놔 두면 분해한 삶은 물의 독이 다시 스며들어 버리기 때문이다.

납두나 간장에 사용되는 콩은 시루에 넣어서 찐 것이지만 이렇게 함으로써 콩속의 독물이 완전히 제거되고 더구나 98%의 단백질이 소화 흡수되게 된다. 보통의 삶는 방법으로는 60%의 단백질 밖에 소화 흡수되지 않기 때문에 약 3분의 1의 차이가 생기는 것으로 한국 고래의 식생활의 지혜가 뛰어난 전통이라고 말할 수 있을 것이다.

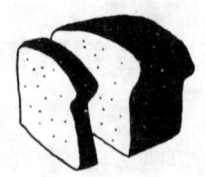

안전한 고기와 오염된 고기, 어떻게 구분하는가

□ **식육의 절반 이상은 살모넬라균이 붙어 있다**

우리 나라에 있어서 식육의 소비량은 구미제국이 1인 1일당 600g 평균이라고 하는데 대해 별로 많이 먹고 있지 않는 것이 현상이다. 이 차이는 구미제국에 비해 고기의 가격이 비싸기 때문이기도 하지만 전전 전후에 비하면 오늘날은 상당한 소비량으로 올라가고 있어 생선과 같은 비율로 식탁에 오르게 되고 있다.

해방 후, 국민의 영양 개선을 위해서 동물성의 양질 단백원인 고기를 많이 섭취하는 것이 주창되었지만 가격이 비싼 고기를 어떻게 해서 식탁에 올릴 수 있느냐가 큰 문제였다. 그러나 소비자의 장년의 노력과 지혜의 보람이 있어서 오늘날과 같은 육식 번영을 맞이했을 것이다.

그런데 여기에 성가신 문제가 한가지 등장했다. 그것은 식육에 관한 오염의 문제이다. 식품 공해가 매스컴에서 거론되고 소비자도 그것에 신경을 쓰게 되었지만 고기의 경우도 결코 예외는 아니다.

도대체 고기는 어디까지 안전한 것일까? 그리고 어떻게 하면 위험성이 적은 고기를 선택할 수 있을까?

여기에서는 정육점에서 안전한 고기를 구분하고 더구나 해가 없도록 입 안에까지 운반하기 위한 몇 가지의 주의점을 서술해 보고 싶다고 생각한다.

첫째로 병원균의 문제이다.

수입, 국산을 불문하고 식육의 30%부터 60%에는 살모넬라균이 부착해 있다. 이것은 식중독을 일으키는 대표적인 세균으로 12~24시간의 잠복기를 거쳐 설사, 복통, 발열 등의 증상을 나타낸다.

식육의 약 절반 이상이 이 세균에 오염되어 있다고 하는 사실에는 매우 놀라지만 그래도 균의 양이 중독을 일으킬 정도는 아니기 때문에 균이 증식하지 않도록 저온 상태에서 보존하고 잘 가열해서 먹으면 해는 없다.

따라서, 소비자는 모든 고기에 처음부터 살모넬라균이 부착해 있는 것이라고 생각해 두는 편이 좋고 반드시 가열 조리하고 나서 먹어야 한다.

그럼, 왜 그렇게 살모넬라균이 부착하는 것일까? 그것은 도살장의 위생관리에 문제가 있기 때문으로 원래 고기 그 자체에 균은 없지만 도살——해체 단계에서 내장 속의 세균이 고기 부분에 부착해서 오염되어 버리는 경우가 많다.

이것은 수입 고기에 대해서도 마찬가지이다. 더구나, 살모넬라균의 형(型) 그 자체가 미국, 캐나다, 뉴질랜드 등 나라에 따라 타입이 다르다. 그 때문에 국내에서의 살모넬라균에 의한 환경 오염이 다양화해 버렸을 정도이다.

사 온 고기를 조리하기 전에 냉장고에 넣어서 보존할 때도 다른 식품 특히 날로 먹는 것에 살모넬라균이 붙어 버리는 경우가 많기 때문에 고기나 어패류는 충분히 포장해 두는 것이 바람직하다. 이전 세균 조사를 위해 80 가정의 냉장고를 조사한 결과 대부분의 냉장고 속의 벽에서 대장균군(群), 살모넬라균 등의 세균이 검출되었기 때문이다.

조리할 때의 가열의 정도는 몇 도 정도가 적당할까? 살모넬라균을 죽이기 위해서는 고기의 중심부가 80도 이상이 되면 된다. 이것은 보통의 토막을 강한 불에 구웠을 경우 2분 정도이다.

□ 기생충, 선도(鮮度), 변질 등의 구분법

다음에 문제가 되는 것은 촌충 등의 기생충의 해이다.

이런 기생충들은 흔히 쇠고기의 근육 안에 살고 있는 경우가 많아 쇠고기 신봉자가 이것의 해를 입는 경우가 많다. 영양학적으로도 가열한 고기쪽이 날 것보다 유효하기 때문에 역시 살모넬라균의 경우와 마찬가지로 스테이크라면 중심부를 80도 이상으로 가열 처리해서 먹는 편이 위험이 적다. 더구나, 냉동한 고기 속에서는 기생충이 죽어 버리기 때문에 이 점에 대해서는 수입한 고기라면 거의 안전하다고 말할 수 있다.

더구나 소비자가 걱정인 것은 고기의 신선도나 변질의 문제이다. 알고 있는 바와 같이 쇠고기는 도살해서 곧이라면 맛이 나쁘기 때문에 10일부터 20일 간 0~2도의 상태에서 숙성시킨다. 이렇게 하면 효소에 의해 쇠고기의 단백질이 아미노산으로 분해하기 때문에 맛있는 맛이 나온다. 이 숙성 기간이 끝나고 나서 급속히 냉장해서 보관되고 유통 기구에 실려 정육점에서 판매되는 것이다. 이 때, 쇠고기를 신선하게 보이기 위해 착색하고 있는 게 아닐까 라고 하는 소리를 흔히 듣는다.

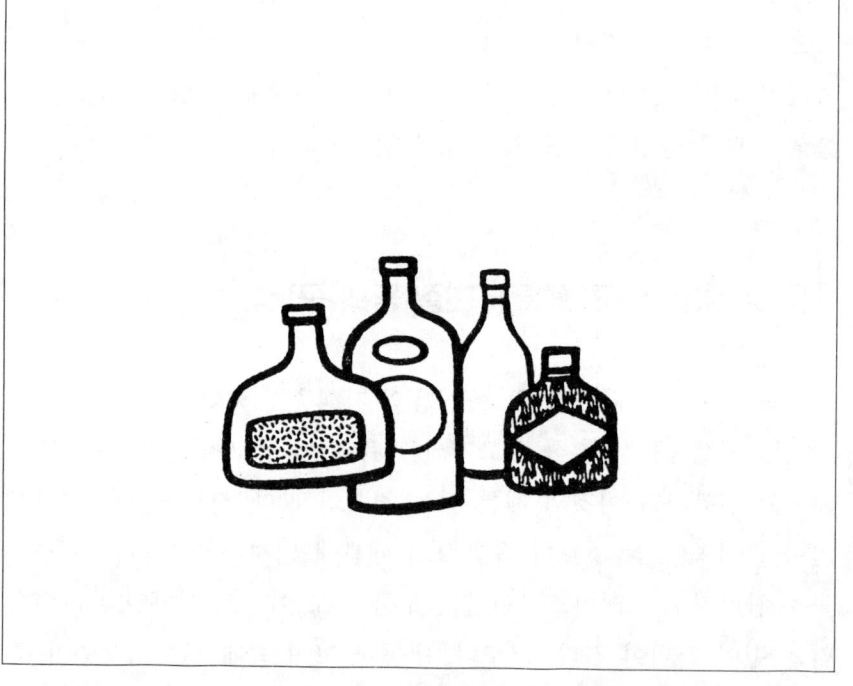

확실히 쇠고기는 공기 중의 산소에 닿으면 그 미오글로빈이라고 하는 색소가 옥시미오글로빈(산화 미오글로빈)으로 변하고 다시 메트미오글로빈이라고 하는 갈색의 색소로 변해 버린다. 이것은 유해하지 않지만 언뜻 보기에 좋지 않기 때문에 정육점에서는 쇠고기의 표면을 헝겊 등으로 덮어 산소에 닿지 않도록 하고 있다. 고기의 덩어리를 떼어 받았을 때 흔히 주변부가 갈색이 되고 있는 경우가 있는데 그것도 산소에 닿았기 때문에 이전은 그것을 숨기기 위해서 착색료를 사용하고 있었던 것도 사실이다.

하지만 요즘은 법에 의해 합성착색료가 금지되어 있어 현재는 그와 같은 캄플라쥬는 되지 않게 되었다. 그러나 고기의 쇼케이스 속에는 특수한 형광등이 설치되게 되어 주위가 갈색이 되어 있어도 살 때에는 모르게 되어 있다. 이 때문에 신선한 것 같다고 생각하고 사 온 고기가 열어 보면 상당히 색이 나쁘다고 하는 경험을 한 사람도 있음에 틀림없다.

또한, 부패하기 시작한 고기에는 슈토우모나스라고 하는 균이 부착해 있어 표면이 녹색상을 띠거나 형광색을 내는 경우가 있다.

따라서, 일부가 이상한 빛을 내고 있는 고기는 신선도가 나쁘기 때문에 가능한 한 피하는 편이 좋다.

□ 왜 간 고기나 간 고기의 가공품은 싼 것일까

그럼, 국산 고기와 수입한 고기를 구별하는 방법은 없을까?

이전은 수입 고기 취급점의 지정이 있었지만 최근에는 수입 고기가 자유롭게 유통하게 되고 취급도 자유로워졌기 때문에 구별이 어려워져서 섞어 팔리고 있는 것이 현상과 같다.

예를 들면 질이 나쁜 고기라도 마치 서리가 내린 고기와 같이 위장하는 포개는 방법을 취하고 있다. 이런 고기들은 풀어보면 곧 알 수 있다.

쇼케이스 속에서의 이런 연출은 교묘하기 때문에 좀체로 알아채기가 곤란하다. 따라서, 가능한 한 손님이 많은 가게, 단골가게, 신용을 둘 수 있는 가게를 찾는 것이 중요하다.

그런데, 간 고기에 대해서도 소비자는 제대로 알지 못하고 있는 것 같다. 소비자의 이러한 얕은 지식이나 정보 부재를 악용하여 식물성 단백이나 잘 마른 어육 등을 섞은 후 착향료로 마무리를 한 것이 많아지고 있는 현상이다. 착향료는 지금 여러 종류 허가되어 있고 쇠고기의 냄새가 나는 것도 그 중에 3,4종류 있다. 따라서, 갈았는데도 불구하고 보통의 고기보다 가격이 싸다고 하는 이상한 현상이 일어나고 있는 것이다. 따라서, 간 고기 요리를 만드는 경우는 우선 신선한 고기 토막을 구해서 그것을 갈아와 가정에서 조리하는 편이 좋다.

□ 아직 남아 있는 고기의 농약 오염

그런데 대개는 서리가 내린 고기를 귀하게 여기는 경향이 있지만 영양학적으로 보면 여기에는 지방이 많고 반면 쇠고기에 기대할 수 있는 양질의 단백질은 적다. 즉, 영양이 언밸런스이기 때문에 서리가 내린 고기만 먹고 있으면 건강상 유해한 경우도 있다.

서리가 내린 고기를 먹은 후의 혈액은 유죽결정(乳粥結晶)이라고 하는 혈청이 탁한 상태가 되어 한 번 그 혈액을 보면 이제 서리가 내린 고기는 딱 질색이라고 하게 될 지도 모른다.

동물성 지방의 과잉 섭취는 심근 경색이나 협심증 등의 원인이 되므로 역시 가능한 한 지방이 적은 부위의 고기를 선택해야 한다. 덧붙이자면, 풍부한 고기의 소비국인 미국은 심장병에 의한 사망률이 세계에서 제일 높다.

그런데 고기의 오염에서 잊어서는 안 되는 것은 농약의 해이다. 3년 전까지는 BHC라든가 DDT 등 염소계(鹽素系)의 농약이 쇠고기의 지방분에 100PPM 이상이나 포함되어 있다고 하는 것이 문제가 되고 있었다. 현재는 그것들의 사용이 억제되고 있기 때문에 잔류 농약에 의한 오염은 급속히 줄고 있지만 기름살은 이 의미에서도 피하는 편이 좋다.

농약 오염을 대신해서 등장한 화제의 고기는 '훈제 고기'이다. 이것은 혈즙이 배어나온 것 같은 외관의 고기이지만 맛은 그다지 없는 것으로 최근 문제가 되고 있다. 이 원인에는 여러 가지의 의견이 있지만 합성 사료와 과도의 발육 촉진 때문이라고 생각되고 있다. 품질은 뒤떨어지지만 특별히 유해라고 하는 것은 아니다. 어쨌든, 혈즙이 떨어지는 것 같은 고기는 맛이 없기 때문에 찾지 않는다.

□ 안심하고 살 수 있는 정육점은 이런 가게

지금가지 고기를 사는데 있어서의 혹은 보존이나 조리를 하는데 있어서의 체크 포인트를 서술해 왔다. 조금 전에도 약간 언급했지만 안전한 고기를 사기 위해서는 무엇보다도 우선 안심하고 살 수 있는 가게를 선택하는 것이 좋다.

마지막으로 안심하고 살 수 있는 정육점의 조건을 알아 두자.

① 가게와 살림 주택이 함께 되어 있지 않을 것.

② 개, 고양이, 작은 새 등을 가게에서 기르고 있지 않을 것.

③ 5도 이하에서 저온 보존할 수 있도록 확실한 쇼케이스 속에서 팔리고 있을 것.

④ 판매원이 손으로 직접 고기를 만지지 않는 등, 식품 위생상 금지되어 있는 규칙을 지키고 있는 가게.

⑤ 점원이 정확히 흰 옷을 입고 있는 가게.

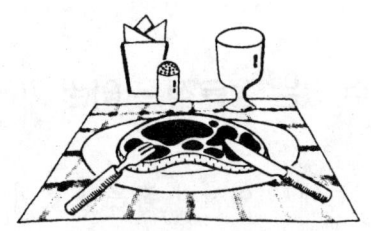

제 4 장

허약체질 개선에 효과적인 생선 요법

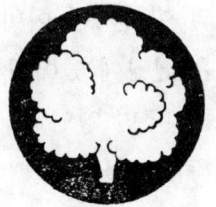

생선은 인간의 건강 유지에 왜 좋은가

□ 생선도 '고기'의 일종이다

　정부의 국민영양조사를 볼 필요도 없이 요 십수 년 동안 우리의 식생활은 비약적으로 개선되고 있다. 그 증거는 몇 가지가 있지만 누구의 눈에도 납득이 가는 대표 예로서는 청소년의 체위 향상을 들 수 있으리라.

　모친의 키를 넘는 아들의 이야기는 이미 오래 전, 지금은 부친과 어깨를 나란히 하는 딸 혹은 신장에 있어서도 부친을 웃도는 딸이 자꾸자꾸 나오고 있다. 그만큼 '국민 영양'의 내용이 충실하고 생활 수준의 향상에 따라서, 육식 즉, 동물성 단백 식품의 섭취량을 늘리고 있다고 말할 수 있다.

　모든 '생물'은 단백질을 주요 성분으로 하고 있다. 물론 인간의 경우라도 인체 조직의 대부분이 단백질로 되어 있음은 말할 필요도 없다. 이것은 음식물로부터 섭취하는 단백질이 부족하면 성장 발육이 방해받거나 몸을 유지하기가 곤란해진다고 하는 것이다.

전문적으로는 '단백 대사(代謝)'라고 하는 작용이 체내에서 이루어지고 있지만 이것은 '살아 간다', '성장한다'고 하는 것과 같은 의미를 갖고 있다.

단백질이 3대 영양소(그 외에 탄수화물과 지질이 있다) 중에서 가장 중요한 것임은 이미 장에서도 자세히 서술했지만 가끔 '육식(肉食)'과 '어식(魚食)'을 별개라고 하는 오해를 받고 있는 게 아닐까라고 생각하는 경우가 있다.

보통 '고기'라고 하는 말은 조수육(鳥獸肉)을 의미하고 '어육(魚肉)'은 제외되기 쉽기 때문이겠지만 단백질 중에서도 상질의 동물성 단백 식품 중에는 당연 생선도 포함되어 있다. 영양학적으로 봐도 조수육과 어육에 그렇게 큰 차이는 없지만 단백질이나 비타민류의 공급원인 외에 특히 칼슘의 공급원으로서 어육은 중요시되고 있다.

원래 3면이 바다에 둘러싸여 있다고 하는 지리적인 환경 조건이나 오래된 패총이 발견되고 있다고 하는 역사적 사실로 보아서도 어패류는 우리에게 있어서 친숙하다. 자칫 '고기'라고 하면 정육점에서 팔고 있는 것만이 그렇듯이 생각되기 쉽지만 생선 가게가 다루고 있는 것도 역시 '고기'이다. 그 관점에서 어육에 대해서 조금 더 영양학적인 관찰을 덧붙여 보고 싶다.

□ **단백질은 어육(魚肉)도 수육(獸肉)도 동일**

어떤 경우라도 잘 조화가 잡힌 음식과 먹는 법이야말로 중요한 것이지만 조화가 잡힌 식품의 조성분은 총칼로리의 10~15%가 단백질, 55~70%가 탄수화물, 20~30%가 지방이라고 하는 비율이 좋다고 생각되고 있다.

이 조성분비를 염두에 두고 수육의 평균적인 조성과 어육의 그것과를 비교해 보자.

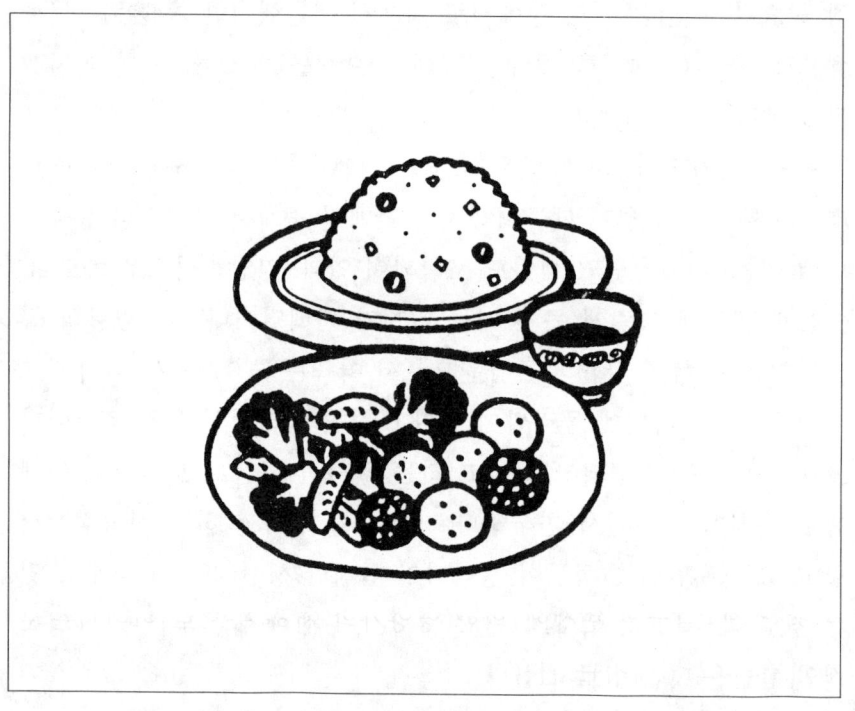

수육의 평균 조성은 수분 60%, 단백질 17%, 지질 20%, 회분(미네랄) 1%이다. 어육의 평균 조성은 수분 70~85%, 단백질 15~20%, 지질 1~10%, 탄수화물 0.5~1%, 회분(미네랄) 1~1.5%가 되고 있다.

물론, 이것들은 어디까지나 일반적인 평균치로 식품 하나 하나에 따라 그 조성분에 차이가 있음은 말할 필요도 없다. 예를 들면, 쇠고기(차돌박이)는 100g 당의 총칼로리가 424로 그 조성은 수분 45.6g, 단백질 12.4g, 지질 0.2g, 탄수화물 0.2g, 회분 0.8g.

돼지고기(로스)는 총칼로리가 354로 그 조성은 수분 52.5g, 단백질 14.1g, 수분 52.5g, 지질 32.5g, 탄수화물 0.1g, 회분 0.8g.

한편 어류에서는 다랑어(날 것)가 100g당 총칼로리 137로, 수분 70.0g, 단백질 25.4%, 지질 3.0g, 탄수화물 0.3g, 회분 1.3g. 마찬가지로 도미(참돔)는 총칼로리 107로 수분이 77.8g, 단백질 18.0g, 지질 2.5g, 탄수화물 0.3g, 회분 1.4g.

새우(왕새우)는 100g당 총칼로리 84로, 수분 80.0g, 단백질 16.0g, 지질 1.1g, 탄수화물 1.5g, 회분 1.4g이라고 하는 식이다.

칼로리나 조성분의 비교에 즈음해서 어육은 같은 종류라도 계절이나 어장에 따라 조성분비가 다른 경우가 많아 소위 '제철' 시기에는 지질이 좀 많아져서 미각의 점에서도 변화가 있지만 일반적으로는 평균치로 생각하면 좋다.

이렇게 해서 수육과 어육의 조성을 비교해 보면 우선 깨닫는 것은 어육에는 수분이 압도적으로 많은 것이다. 이것은 신선도의 문제, 보존의 문제, 결국은 변성에 의한 영양가의 저하 등으로 이어지는 큰 점이지만 그 외에서는 어육에 지질이 적고 미네랄이 약간 많고 탄수화물도 좀 많다.

그리고 단백질이 차지하는 비율은 거의 같고, 단백질을 구성하는 아미노산의 조합도 거의 같다고 말할 수 있다. 이것은 수육의 단백질도 어육의 단백질도 가치로서는 같음을 나타내고 있다.

단백질이 지방이나 탄수화물 등으로는 대체할 수 없는 영양소로 생체 구성에 빼 놓을 수 없는 것임은 수육의 장에서도 언급했지만 근육이나 피부, 모발, 손(발)톱 등은 물론 혈액, 호르몬, 효소 등에도 빼놓을 수 없는 영양소이다. 그리고 근육 단백이 158일이고, 혈장 단백이 14일이라고 하듯이 생체는 '단백 대사'에 의해 항상 새로운 단백질로 대치되어 조직의 수복을 반복해서 하고 있다.

또한, 일반적으로 단백질은 질소의 공급으로서는 빼 놓을 수 없는 것이다. 왜냐하면, 질소는 매일 소변이나 땀속에 배출되어 소위 몸을 '청소'하는 역할을 갖고 있기 때문이다. 생체를 건강한 상태에 두기 위해서는 질소를 적당히 포함하고 더구나 세포 유지에 필요한 황도 16% 포함하고 있는 단백질은 빼 놓지 않고 섭취해야 한다. 로즈 박사(미국)에 따르면 성인은 1인에 3.5g의 질소를 아미노산으로서 섭취하면 생체를 유지할 수 있다고 하는 것이지만 이 질소량은 약 22g의 단백질에 상당한다.

□ 생선을 먹어도 되는 병, 안 되는 병

어육의 경우, 일반적으로 푸른 살과 흰 살로 나누어지지만 옛날부터 '푸른 살은 맛이 농후하고 흰 살은 담백하다'라고 일컬어지고 있다.

영양학적으로 보아도 '푸른 살'과 '흰 살'에서는 아미노산의 조합에 미량의 차이가 있고, 적지만 질소의 조합에도 차이가 있음을 알고 있다. 그 차이에서 가장 현저한 것은 지방 함량의 차이이다.

또한 어육에는 검붉은 색으로 되어 있기 때문에 '혈합육(血合肉)'이라고 불리는 부분이 있어 영양학적으로는 수분, 질소가 적고 지질

큰 것이 있어 예를 들면 정어리, 다랑어, 고등어 등 보다 훨씬 운동을 하는 생선이 그것이다. 반대로 혈합육이 적은 것은 가자미, 넙치 등이 별로 운동을 하지 않는 생선이다.

혈압육에는 지방이 많아 보통 고기의 수 배 내지 수 십 배로 선도가 떨어짐에 따라서 날내가 강해진다.

아미노산에 대해서 말하자면 '푸른 살'에는 히스티딘, 칼노신, 안세린 등 단백질소 이외의 질소를 약간 많이 포함한 이미다졸 화합물이 많고 또한 지방분이 많기 때문에 보다 양질의 단백질만을 섭취하려고 하는 입장에서 말하자면 '푸른 살'보다는 '흰 살'쪽이 좋다고 하게 된다.

또한 조개 등의 연체류에 포함되어 있는 단백질은 글리신, 알라닌, 브로린, 알기닌 등의 아미노산이 보다 많고 새우 등의 갑각류도 마찬가지라고 말할 수 있다. 이 밖에 오징어, 상어, 노랑가오리 등에는 단백질 이외의 질소가 약간 많다. 즉, 엑기스분이 많은 것이다.

엑기스분이란 근육부의 물의 침출액에 포함되어 있는 물질로부터 단백질을 제거한 물질의 총칭이다. 이 엑기스분은 호박산이나 유산 등의 유기산과 글리코겐 등의 당질을 제거하고는 거의 질소의 화합물이다.

그런데 어떤 종류의 치료적인 식사법을 하고 있는 환자에 있어서는 어육은 별로 권할 수 없는 경우도 있다. 예를 들면 혈액이나 소변 속의 요산함유량이 늘어나서는 곤란한 상태에 있는 통풍의 환자라든가 신장병이 악화해 있는 사람, 암모니아가 너무 많아져서는 곤란한 중증의 간장병의 사람 등이 그렇다. 물론 이런 사람들에게는 수육도 나빠서 생선이니까 몸에 나쁘다고 하는 것은 아니다. 즉, 단백질의 섭취 과잉이 나쁘다는 것이다.

　그러나 같은 신장병이라도 네프로제의 경우는 오히려 생선을 많이 섭취해야 하며 보통의 간장병이라도 양질의 단백질의 보급은 그 예후를 결정할 만큼 질이 중요하고 생선 등을 자꾸 자꾸 먹을 필요가 있다.

　일반적으로 '푸른 살'이나 갑각류에는 지방이 많다. 그렇다고 해서 이것들을 먹으면 콜레스테롤이 쌓이는 게 아닐까 등이라고 하는 것은 쓸데없는 걱정이다. 지방은 몸의 유지에도 이용되고 있어 주요 에너지원이다.

　음식 중에 콜레스테롤 함량이 많다고 해서 그 섭취가 반드시 직접 고콜레스테롤 혈증과 이어지는 것은 아니다. 따라서 한창 일컬어지고 있는 경고의 대부분을 그대로 받아들여서는 안 된다.

　이 경고는 내국인용이라고 하기보다도 오히려 200g 이상이나 되는 스테이크에 버터를 짙게 발라서 먹거나 햄 에그라고 하면 달걀을 5, 6개, 더구나 매일 먹는 것 같은 구미인용의 것이다. 콜레스테롤에 관해서는 그 정도의 받아들이는 법으로 충분하다. 동물성 지방에 많이 포함되어 있는 포화지방산의 과잉 섭취는 성인병의 한 원인이 되기 쉽다. 그래서 '과잉'은 적이다.

　그러나 어육에는 수육보다도 불포화지방산이 많이 포함되어 있어 포화지방산의 과잉 섭취를 걱정할 필요는 없다. 불포화지방산의 대표적인 것은 리놀산과 아라기돈산이다. 그 외 어류 특유의 정어리산, 니신산 등이 있다. 이 중 리놀산에는 콜레스테롤을 내리는 작용이 있다. 또한 아라기돈산은 지혈 등에 필요한 혈소판을 응집시키는 물질의 원인이 되는 지방산으로 매우 중요하다. 하긴, 아무리 불포화지방산이라도 그것이 과잉이 되기 쉬우면 그 대사가 원활히 이루어지지 않게 되어 오히려 병의 원인이 될 지도 모른다.
 그렇지만 어육은 수육보다도 훨씬 지방이 적기 때문에 그렇게 걱정할 필요는 없다. 실제로 당뇨병 환자에 대한 식사 요법으로서는 칼로리의 억제를 우선하여 육류보다는 언뜻 보아 양이 많은 어육을 주고 있는 경우도 많다. 균형 잡힌 음식이라고 하는 점에서 말하자면 수육이라도 좋지만 칼로리의 과잉을 막기 위해, 또 엑기스에 포함되는 질소도 적다고 하는 이유로 어육, 특히 '흰 살'이 식탁에 많이 놓이고 있는 것이다.

□ **생선은 귀중한 칼슘원**

 '고기보다도 생선을. 말린 정어리, 매실장아찌, 작은 생선, 건어물, 저작 운동을 필요로 하지 않는 음식은 턱의 발달을 늦추고 이도 강해지지 않아 충치가 되기 쉬운 이밖에 자라지 않는다.'
 이것은 어느 국민학교 양호교사를 하고 있는 치과의가 영구치가 자라는 8,9세 아동의 어머니에게 배부한 팜플렛의 내용이지만 칼슘이라고 하는 점에서 보면 상당히 요점을 포착한 것이라고 말할 수 있다.
 영구치가 자라는 시기의 어린이 뿐 아니라 누구에게 있어서나 칼슘은 빼 놓을 수 없는 영양물질이다. 이것은 영양학상으로 보아 미네랄(무기질)이라고 불리고 있는 광물질의 일종으로 어육에는 많은 칼슘이 포함되어 있다.

미네랄분의 비교로 말하자면 어육에는 칼슘이 많고 마그네슘이 적다. 한편, 수육에는 칼슘이 적고 마그네슘이 많다고 하게 된다.

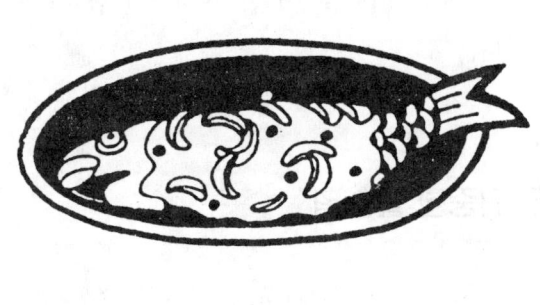

예를 들면 다랑어의 칼슘분은 0.12%, 마그네슘은 0.114%, 마그네슘분은 0.086%, 낙지의 칼슘분은 0.123%, 마그네슘분은 0.282%이다. 이것에 대해서 쇠고기의 칼슘분은 0.009%, 마그네슘분은 0.101%. 돼지고기의 칼슘분은 0.029%, 마그네슘분은 0.104%(모두 건어물 속의 함유율).

어육과 수육의 칼슘을 비교하면 이런 식이지만 우리의 선인들은 옛날부터 칼슘 공급원으로서 '생선'을 식생활 속에 적극적으로 받아들여 왔다. 칼슘의 우수한 공급원인 우유나 치즈에 익숙치 않았던 시대에서는 당연한 일이었을 것이다.

이들 칼슘이나 인 등의 미네랄은 몸의 성분으로서는 미량이지만 많은 생명 과정에서 필수의 물질이다.

일반적으로 인체에 있어서 칼슘, 인, 나트륨, 황, 염소의 5종이 주요 미네랄로 미네랄 전체의 60~80%를 차지하고 있다. 그 외에는 철, 구리, 옥소, 망간, 코발트, 아연 등이 미량이지만 존재하고 있다.

그럼 이런 미네랄 등은 몸 속에서 어떤 작용을 하고 있을까? 어류에 많이 포함되어 있는 칼슘을 중심으로 서술해 보자.

칼슘은 신경이나 근육의 흥분 전달, 혈액 응고, 효소의 활성화, 더욱이는 산-알칼리 평형의 유지 등에 필요한 미네랄이다. 그러나 이런 작용들은 칼슘만으로 유지되고 있는 것이 아니고, 여러 가지 미네랄의 균형에 의해 유지되고 있다.

즉, 뼈를 정상적인 상태로 유지하거나 심장이나 근육의 활동이 정상으로 작용하기 위해서는 칼슘과 인의 비율이 중요하다. 또한, 신장은 몸의 수분을 조절하고 있지만 이 작용의 열쇠를 쥐고 있는 것은 나트륨과 칼슘이다.

그런데 이와 같은 칼슘은 어떻게 해서 유지되고 있는 것일까? 인체의 칼슘 중 99%는 이나 뼈 등에 포함되어 있지만 나머지 1%는 혈액이나 다른 조직에 존재하고 있다. 사실은 이 1%의 칼슘이 중요한 작용을 한다. 혈중 칼슘의 농도는 음식이나 뼈로부터의 유리 및 신장에서의 배설 등에 영향받지만 이들의 대사 조절은 부갑상선 호르몬이 하고 있어 혈중 농도를 일정하게 유지하고 있다.

또한 변에 칼슘이 포함되어 있는 경우가 있지만 이것은 음식물 중의 칼슘이 장에서 흡수되지 않기 때문이다. 그러나 비타민 D를 섭취하면 장은 이들의 칼슘 흡수를 촉진한다. 하긴, 변으로 배설되는 칼슘은 아주 적어 혈중 농도에 영향을 줄 정도는 아니다.

단, 장의 장해로 이 균형이 무너지면 앞에서 서술한 것 같은 신경장해나 근육의 이상, 심장 장해, 혈액 응고 이상, 더욱이는 알카로시스나 아시도시스 등의 병을 일으키거나 뼈가 물렁물렁해지거나 구루병 등이 된다.

이와 같이 칼슘은 인체에 필요 불가결한 것으로 성인에게는 1일에 약 0.8g, 수유부(授乳婦)에게는 1.3g 필요하다고 되어 있다. 그 공급원으로서도 어육은 중요하고 작은 생선, 건조 가공어 등 뼈째 먹을 수 있는 어육이라면 더욱 칼슘을 많이 섭취할 수 있는 것이다.

또한, 요오드도 어육에 많이 포함되는 미네랄로 이것은 갑상선 호르몬인 사이로키신의 중요한 성분이 되고 있다. 이전 국내에서는 갑상선 질환이 적다고 생각되고 있었지만 최근에 들어서는 구미와 같이 늘어나고 있다. 이와 같은 원인은 우리들인이 요즘 생선을 별로 먹지 않게 된 데에 원인이 있을 지도 모른다.

□ 비타민을 충분히 공급하는 원

마지막으로 잊어서는 안 되는 것은 각종 비타민류의 공급원으로서의 어육의 존재이다.

생선에는 비타민A, D, B_1, B_2, B_6, 니코틴산이아미드 게다가 C라고 하는 식으로 그 함유하는 비타민의 종류가 많고 이것은 다른 식품에는 별로 볼 수 없는 특징이다.

일반 평균치를 보면 B₁은 쇠고기와 거의 같은 정도이고 B·는 물고기의 알이나 흰자, 간장 등에 상당히 포함되어 있다. 비타민 C도 어육에 많이 포함되어 있다. 열에는 비교적 약하다고 일컬어지는 비타민류이지만 니코틴산아미드는 열에도 안정하고 있어 통조림의 어육 속에도 파괴되지 않고 남아 있는 정도이다.

지방 속에 다량으로 포함되어 있는 비타민 A와 D는 채취를 위한 싼 자원으로 약용품으로서 어유(魚油)로 만들어지는 '간유(肝油)'는 유명하다.

그런데 생선을 맛있게 먹기 위해서 조리의 문제도 간과할 수 없다. 이것은 조성 중에서 수분이 압도적으로 많은 점이 선도(鮮度)에 있어서 큰 영향이 있을 뿐 아니라 지질 속에 포함되는 불포화 지방산이 공기 중의 산소에 의해 산화되어 변질해서 어유 독특의 불쾌한 냄새를 내게 되고 이윽고 부패하는 한 원인이 된다. 따라서 건어물로 만드는 편이 내장이나 수분을 제거하기 때문에 변성이 매우 적고 영양가가 유지된다고 하는 점에서 뛰어나다.

냉동 식품은 불완전한 경우에는 문제이지만 마이너스 20도라고 하는 고속 순간 냉동 기술이 보급되고 있는 오늘날에는 위생상으로 말해도 그렇게 걱정할 필요는 없는 것 같다. 다만 잡균의 부착은 당연 생각되기 때문에 특히 여름철 등에는 반드시 조린다든지 굽는다 등의 가열 처리를 잊지 않도록 해 주기 바란다.

어패류, 영양가를 알고 먹으면
허약체질 개선에 도움된다

□ 맛있는 '제철' 생선

　어패, 과일, 야채 등의 가장 맛이 좋은 시기를 제철이라고 하지만 온실재배로 완전히 계절감이 엷어져 버린 야채류에 비해 특히 맛의 차이가 눈에 두드러지는 것은 어류이다. 일반적으로 생선은 알을 낳기 1,2개월 전부터 산란에 대비해서 충분히 먹이를 찾아다닌다. 그 때문에 기름이 올라서 몸도 단단하게 죄여 알맞은 제철이 된다.

　봄의 산란기를 대비해서 겨울에 가장 맛이 좋아지는 생선은 여러 가지 있지만 그 대표격은 한방어, 한숭어, 한가자미 등. 이 외에 갯장어, 고등어, 전어, 옥돔, 대구 등도 추위가 심할 때가 제철이다. 반대로 봄부터 여름에 걸쳐서 출회하는 것은 송어, 삼치, 넙치, 처어, 날치, 도미, 가다랭이, 농어, 보리멸, 정어리, 연어 등이다. 계절에 의한 생선의 영양가의 차이는 주로 지방이 많으냐 적으냐에 따라 달라지지만 그 차이는 조리법에도 영향을 미친다.

　예를 들면, 정어리는 7월부터 8월에 걸쳐서가 제철이지만 이 무렵의 것은 지방이 많기 때문에 소금 구이로 하는 것이 좋고 식초 무침으로는 먹기 어려워진다. 또한 도시에서는 사람한테는 꽁치회 등은 좀 상상하기 어렵지만 해안에서는 꽁치 초밥이 있다. 연안해 부근까지 온 꽁치는 지방이 4~5%로 떨어져서(제철에는 2.3~4배) 의외로 담백한 초밥감이 된다.

□ 생선의 단백질과 지방의 함유량

그런데 영양학적으로 보면 어육은 단백질이 주성분이지만 축육(畜肉)에 비해 근선유(筋線維)가 부드럽고 따라서 소화가 좋은 점에 특징이 있다. 종류에 따라서 당연 차이가 있지만 어육 100g 속에 단백질의 함유량은 날 것에서는 거의 10~25% 정도 사이에 있고 이것은 축육류에 충분히 필적하는 것이다.

우리들의 몸에 빼 놓을 수 없는 필순 아미노산은 어느 정도 많이 포함하고 있느냐에 따라서 단백질의 가치가 다르지만 그것은 일반적으로 '프로테인 스코어'라고 하는 수치로 표시된다.

프로테인 스코어에서는 생체에 있어서 적절하다고 생각되는 아미노산의 조합을 가진 것을 100으로써 표시하고 수치가 높은 쪽이 양질이라고 생각되고 있다. 일례를 들면 가막조개(100), 보리새우(100), 전갱이(89), 정어리(91), 청새치(89), 연어(86), 꽁치(96), 참돔(87), 다랑어(89), 모시조개(88), 오징어(86) 등. 프로테인 스코어가 낮은 쪽에서는 해삼(40), 풀새우(58), 가자미(63), 고등어(63), 명란젓(64), 넙치(55), 전복(54), 굴(63) 등. 이 수치에서도 알 수 있듯이 어패류의 대부분은 60 이상으로 단백질에 관해서는 질, 양 모두 조수육과 다름없는 영양가를 갖고 있다.

한편, 지방(脂肪)은 어떠냐 하면 뱀장어나 다랑어의 뱃살을 예외하고 거의 10%라고 생각해도 좋을 것이다. 기름지다고 느끼는 정어리조차 6%, 꽁치, 방어, 마래네 등도 8% 정도이기 때문에 쇠고기나 돼지고기에 비하면 훨씬 적고 따라서 그만큼 칼로리도 낮다고 말할 수 있다.

칼로리 제한을 하고 싶은 사람을 위해서 비교적 고칼로리의 어패류를 들어 두면 정어리의 말림, 정어리의 튀김, 뱀장어, 꽁치의 건어물, 머리와 꼬리를 자르고 둘로 쪼개 말린 청어, 다랑어의 뱃살 등이다.

□ 생선의 비타민과 미네랄

생선은 일반적으로 지용성(脂溶性)의 비타민 A나 D가 비교적 풍부하게 포함되어 있다. 특히 '검붉은 살'이라고 불리는 붉은 등살은 생선 중에서는 간장의 역할을 하고 있는 곳이기 때문에 비타민의 보고라고 해도 좋아 그냥 버리는 것은 안타까운 이야기이다.

또한 조개류의 경우는 육질 뿐 아니라 내장도 함께 먹기 때문에 그만큼 비타민류나 칼슘, 철분을 풍부하게 섭취할 수 있게 된다.

다음에 비타민, 미네랄을 풍부하게 포함하는 어패류를 들어 둔다.

비타민 A가 많은 것은 옛날부터 야맹증의 약이라고 일컬어지고 있는 칠성장어나 뱀장어의 간장(간)이 특히 많고 이어서 섬게, 갯장어,

아나고, 고래의 냉동 미육 등이다.

　부족하면 각기병을 불러 일으키는 비타민 B_1을 풍부하게 포함하고 있는 것은 연어의 눈(연어 내장의 소금에서), 칠성 장어, 연어 알젓, 명란젓, 뱀장어의 간장, 잉어, 붕어, 조개류 등.

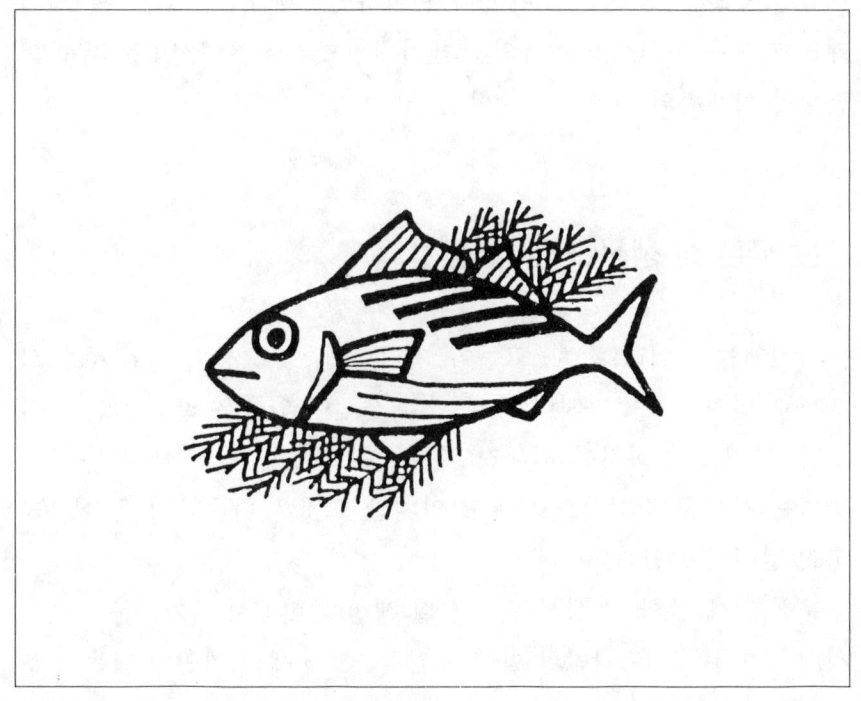

　부족하면 전신에 무력감이 넘치거나 눈꼬리가 처지는 비타민 B_2가 많은 것은 칠성장어, 미꾸라지, 가다랭이, 연어, 모시조개, 가막조개, 굴 등의 조개류이다.

　칼슘은 머리부터 먹을 수 있는 작은 생선에는 매우 풍부해서 붕어나 망둥이의 조림, 정어리 말림, 게, 까나리, 왕새우, 보리새우, 미꾸라지 등이 많은 것의 대표이다.

우리에게 부족하기 쉬운 철분은 모시조개의 조림이나 붕어의 설탕 조림에 많고 날 것의 경우는 가막조개, 소라, 모시조개 등의 조개류나 칠성장어, 꽁치 등에 풍부하게 포함되어 있다.
 옛날부터 장어를 먹는 습관이 있지만 과연 뱀장어에는 양질의 단백질이 있고 지방도 많으며 게다가 비타민 A나 B_1이 매우 풍부하기 때문에 식욕이 쇠해진 여름의 스테미너원으로서는 안성맞춤. 우리의 훌륭한 식생활의 지혜라고 말할 수 있는 것 같다.

□ 푸른 살 생선과 흰 살 생선

 생선에는 정어리, 꽁치, 고등어, 가다랭이, 방어 등의 소위 푸른 살 생선과 넙치, 도미, 가자미 등의 흰살 생선이 있음은 알고 있는 바와 같다. 그리고 소화력이 쇠해진 환자나 노인에게는 흰 살 생선 쪽이 좋다는 사실은 경험적으로 알고 있지만 그것은 다음과 같은 이유라고 일컬어지고 있다.
 우선 첫째로 흰 살 생선은 푸른 살 생선에 비해서 엑기스분이 적은 것. 이 엑기스분은 달콤한 맛이나 감칠 맛, 냄새의 원인이 되는 성분이 많고 따라서 엑기스분이 적은 흰 살 생선은 맛이 담백하지만 단지 맛의 문제만은 아니다. 엑기스분 중에는 히스티딘이라고 하는 아미노산의 일종이 포함되어 있지만 이것이 체내에서 히스타민이라고 하는 자극성이 강한 물질로 변하기 때문이다.
 히스타민은 알레르기 체질의 사람에게는 두드러기의 원인도 되기 때문에 병으로 몸이 약해져 있을 때에는 엑기스분이 적은 흰 살 생선

쪽이 무난하다.

다음에 푸른 살 생선과 흰 살 생선에서는 지방 성분에도 차이가 있다. 즉, 흰 살 생선에는 거의 포함되어 있지 않는 고도불포화지방산(탄소원자의 수가 매우 많아서 불안정한 지방수 때문에 산화되어 썩기 쉽다)이 푸른 살 생선에는 많고 이 때문에 '기름독'이라고 일컬어지는 변패를 일으키기 쉽다.

머리와 꼬리를 떼고 두 개로 잘라 말린 청어 등은 지방분이 갈색으로 되고 있어 혀를 찌르는 듯한 자극이 있지만 이것은 지방이 변패해 있기 때문이다.

변패유를 대량으로 장기간 먹으면 간장에 나쁜 영향을 주지만 그다지 대량으로 먹지 않아도 변패유 속의 과산화물은 간장 속에서 지용성의 비타민 A나 E를 파괴하는 작용이 있는 외에 몸 속의 축적 지방에도 변패를 일으키게 하는 경우가 있다.

이런 의미에서도 지방이 변패하기 어려운 흰 살 생선 쪽이 환자나 노인에게는 안심하고 먹을 수 있다.

□ 신선도를 알기 어려운 냉동 생선

지방의 변패에 대해서 주의해야 하는 것은 냉동 생선의 경우도 마찬가지이다. 딱딱하게 언 생선은 신선도를 알기 어려운 것이지만 지방이 많은 푸른 살 생선은 얼음 속에 포함되는 공기에 의해 산화되어 변패하기 쉬우므로 주의가 필요. 제조 연월일을 잘 확인하고 반 년 이상 지난 것은 사지 않는 편이 무난하다.

단백질에 대해서는 냉동에 의해 변성이 일어나기 어려운 사실이 확인되고 있다. 그래서 냉동제품을 사는 경우 오징어나 새우, 낙지, 게 등은 장기간 보존하고 있었던 것이라도 안심이다.
　냉동 생선을 조리할 때는 영양소나 달콤한 맛을 포함한 엑기스분을 가능한 한 놓치지 않도록 하는 것이 요령. 우리는 결백해서 스스로 씻지 않으면 마음에 내키지 않은 것 같은 점이 있지만 수도물에 얼음을 녹이면서 씻는 것 같아서는 중요한 엑기스분이 흘러가 버리는 것이 낫다. 해동할 때는 시간을 들여서 냉장고 안에서 녹이거나 그렇지 않으면 언 채 조리해 버린다.
　튀김 등도 언 채, 잔 얼음을 제거하고 가루를 묻혀서 옷을 입혀 튀기는 편이 맛있게 완성된다.

□ 조리에 의한 영양분의 변화

　그럼 조리 방법으로 고기의 영양분에 변화가 일어날까? 생선의 경우에는 근육 세포의 막이 그다지 두껍지 않기 때문에 고기의 경우만큼 열에 의한 변성이 일어나지 않는다.
　그래도 조리거나 굽거나 함으로써 단백질도 지방도 상당히 적어져 버리므로 적당한 조리가 바람직하고 회는 이상적인 먹는 법이라고 말할 수 있을 것이다.
　비타민류도 조리거나 굽거나 함으로써 평균 30% 정도는 줄어 버린다. 날 것은 소화가 나쁜 것 같은 인상이 있지만 어패류의 경우는 절대 그렇지 않다. 오히려 가열하면 소화율에는 그 정도의 차이는 없지만 소화속도는 다소 느려지는 경향이 있다.

□ 연령에 따른 생선의 먹는 법

　고기의 장에서도 서술했지만 60대가 되면 육류는 가능한 한 닭고기로 할 것. 그리고 생선의 비율을 늘리고 그것도 흰 살 생선을 많이 먹도록 하는 것이 바람직하다.

　예를 들면 20대 이상의 일반 성인이라면 1일에 달걀을 1개, 우유를 1홉 마신다고 하고 나머지의 동물성 단백질은 생선을 60~70g, 고기를 40~45g 정도 먹는 것이 일단의 표준이 된다.

　고기를 좋아하는 사람의 경우는 젊은 시절이라면 많이 먹어도 좋지만 60대가 되면 생선과 고기의 비율을 2대 1 정도로 하고 생선을 1일 70~80g 정도 섭취하면 고기는 2일에 1번 70g 정도의 비율로 줄인다.

　또한 조금 전에 서술한 것 같은 이유 때문에 생선은 푸른 살의 것보다도 흰 살의 것을 다용하도록 유의한다.

　마지막으로 옛날부터 '뱀장어와 매실장아찌'를 함께 먹으면 설사를 한다든가 '메밀국수와 우렁이', '송이버섯과 모시조개', '게와 굴' 등의 조합이 나쁘다고 하는 관습이 있지만 이것들은 모두 과학적인 근거는 아직 분명치 않다. 요컨대 불소화의 것이나 지방이 많은 것, 썩기 쉬운 것을 들고 있는 것으로 그 한 쪽만이라도 설사나 중독을 일으킬 가능성은 있다. 그렇지만 양쪽 함께 먹었다고 해서 두 개가 반응해서 중독 증상을 일으키는 유례의 것은 아니다.

생선과 조개류, 영양가도 높게
맛있게 먹는 요령

□ 맛을 결정하는 지방과 정미(呈味) 성분

　생선을 날로 먹는 경우, 맛있는 시기를 제철이라고 하지만 이것은 생선에 따라 가지각색이다. 방어는 '한방어'라고 해서 겨울, 은어는 6월초의 '어린 은어', 전갱이는 여름. 방어도 유어(幼魚)인 마래미는 여름 쪽이 맛있다고 하는 예도 있다.
　생선이 맛있는 것은 산란 전의 영양이 축적된 시기이다. 그 때문에 산란기의 차이에 따라 제철도 달라진다. 하긴, 생선의 산란기는 봄이 많기 때문에 그 직전의 겨울이 제철인 생선이 많은 것 같다. 또한 너무 산란기에 가까우면 영양분이 모두 알로 옮겨가 버리므로 어육 그 자체는 맛이 없어진다.
　새끼 밴 은어나 별빙어가 맛있다고 하는 것은 알이 맛있는 것이지 어육은 절대 맛없다.
　그런데 생선의 맛은 '지방'과 '정미성분'이라고 하는 2가지의 요소에 의해 결정된다.

'지방'의 양은 어육에 포함되는 수분과도 관계가 있다. 제철 방어의 수분은 68.2%, 다랑어는 73%이지만 남빙양(南氷洋)의 생선이나 심해어는 수분 80% 이상이라고 하는 것이 있다.

이렇게 되면 물기가 많고 감촉이 나쁘기 때문에 맛은 떨어진다. 반대로 지방이 오른 제철에는 수분이 적어지기 때문에 감촉도 좋고 맛이 난다.

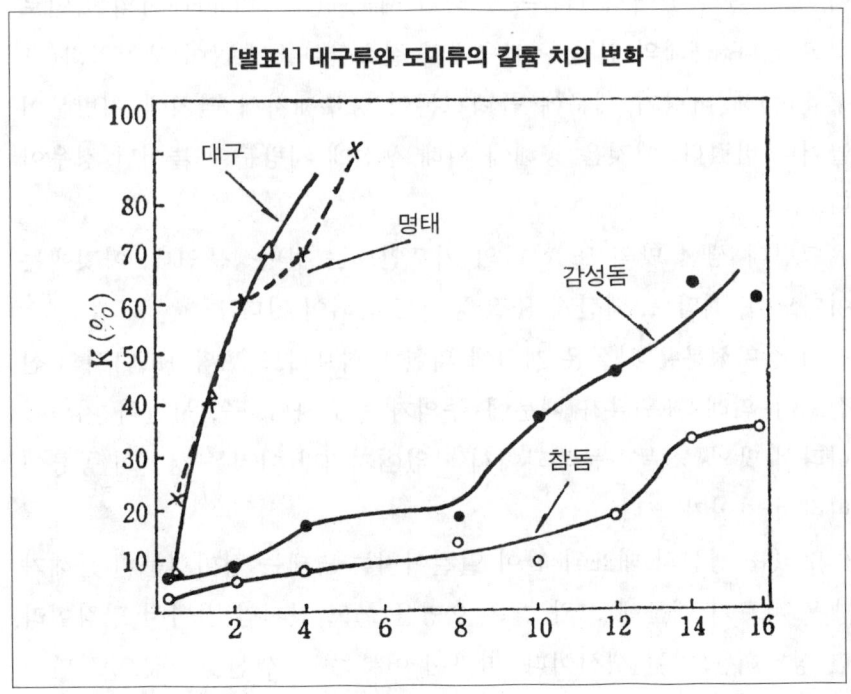

[별표1] 대구류와 도미류의 칼륨 치의 변화

그런데 지방이 많은 것이 맛있다고 하는 것은 날로 먹는 경우의 얘기로 건어물 등으로 가공할 경우에는 적은 편이 맛을 유지할 수 있다.

건어물이나 쪄서 말린 것에서 지방이 많은 것은 표면에 '기름'이라고 하는 적황색 얼룩이 생겨 버린다. 이것은 어육 속의 지방이 공기 중의 산소와 결합해서 산화하여 산패(酸敗)라고 하는 현상을 일으키고 있기 때문으로 시큼한 냄새(기름독 냄새)가 나고 당연 맛도 떨어져 버린다. 또한 소화하기 어려워지고 독성조차 나타나는 경우도 있다.

쪄서 말린 것의 원료인 멸치를 예로 들면, 근해 안쪽의 것은 지방이 너무 올라 있어서 기름독을 타기 때문에 부득이 마래미의 먹이로 하고 있다. 근해의 안쪽은 배수내의 질소산화물이 많아 부영양화(富榮養化)해 버렸기 때문에 플랭크톤이 풍부해져서 멸치에 지방분이 늘어나 버렸다. 이것은 공해에 의해 생선에 지방분이 늘어난 경우이다.

그런데 생선 맛의 또 하나의 키포인트는 정미성분인데, 이것에는 아미노산, 펩티드, 핵산계 물질 등이 포함되어 있다.

이 정미성분은 사실은 계절에 의한 변화보다도 포획하고나서의 신선도에 의해 좌우되기 때문에 주의가 필요하다. 즉, 시간이 지남에 따라서 맛의 성분이 분해되어서 맛없어지지만 이것은 생선의 종류에 따라서 차이가 크다.

맛없는 생선의 대표와 같이 일컬어지는 명태는 정미성분의 분해가 매우 빠르기 때문에 그와 같은 오명을 쓰고 있지만 잡아서 당장이라면 상당히 맛있는 생선이다. 따라서 어부는 이 생선을 '국'으로 만들어서 배 위에서 맛보고 있다. 냉동이나 소금절이로 해도 육지에 도착할 때까지는 신선도가 떨어져서 선상 어부의 묘미는 알 까닭도 없다.

명태와 대조적인 것이 도미. '썩어도 도미'라고 일컬어지는 까닭은 도미는 정미성분을 분해하는 것이 느리기 때문이다.

[별표1]과 같이 어육은 저장 중에 칼륨이 늘어가서 이 결과 신선도가 떨어지지만 도미의 경우는 대구에 비해 칼륨치의 변화가 적다. 따라서 좀체로 신선도가 떨어지지 않는다.

식용 축육은 사후에 자기 소화효소로 단백질을 분해해서 정미성분을 만들기 시작하므로 죽인 직후보다는 잠시 놓아두는 편이 맛있어진다.

이것에 반해 생선은 사후의 화학반응이 매우 빠르기 때문에 신선도가 중시되는 것이다.

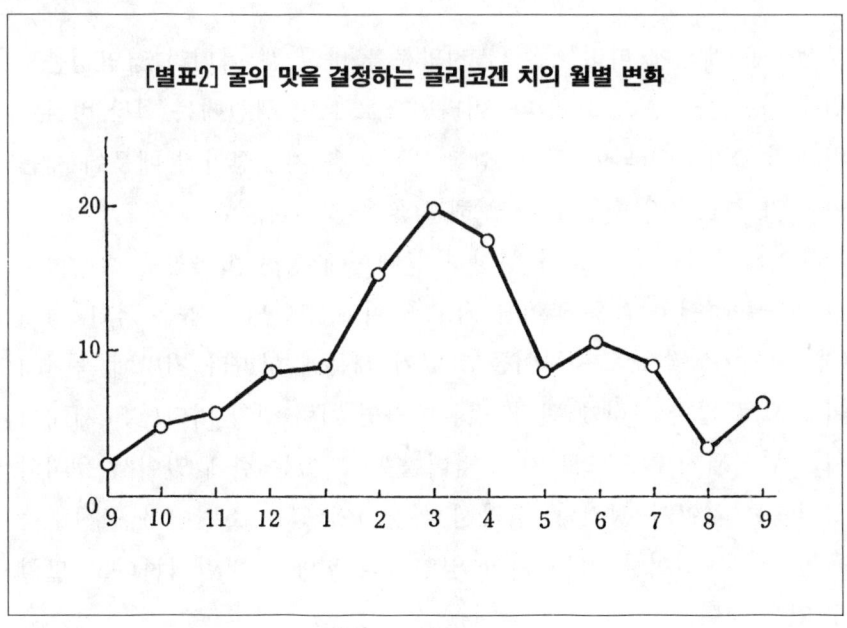

잉어의 난폭이라고 하는 것이 있다. 산 채의 잉어를 냉수에 씻으면서 조리하지만 수용성 단백을 씻어내어 흘려버리고 아울러 근육의 사후 경직된 몸을 앞으로 나아가게 해서 씹는 맛의 좋음과 맛있는 맛

을 만들어내는 것이다.

한편, 조개류의 경우는 [별표2]의 굴의 예에서도 알 수 있듯이 맛있다고 일컬어지고 있는 시기(2~4월 경)에는 글리코겐이 많아지고 있다.

옛날 사람은 과연 맛있는 것을 잘도 생각해 내고 있다.

□ 계절에 따라 영양 성분도 변한다

생선은 계절에 따라 맛이나 지방분을 바꿀 뿐 아니라 영양성분도 변해 가는 사실을 알고 있다. 비타민으로 보면 생선에는 성장 비타민인 A나 D가 포함되어 있다. 성장 비타민은 지용성이기 때문에 기름이 올라 있는 것일수록 많다고 해도 좋을 것이다.

유어(幼魚)는 스스로가 성장하기 때문에 성장 비타민을 소비하고 있으므로 성어와 같은 먹이를 먹고 있어도 포함되는 양은 적다. 성어(成魚)는 그 필요도가 줄어들고 있기 때문에 잇따라 지방에 축적되어 가므로 많다고 하게 된다. 덧붙이자면 이런 성장 비타민은 체내에서는 합성되지 않으므로 같은 먹이를 먹고 있는 한에 있어서 유어와 성어에는 차이가 생긴다. 따라서 성장기에 있는 소년이나 임산부는 유어보다도 성어를 먹는 편이 영양가의 점에서 바람직하다고 말할 수 있을 것이다.

지방은 칼로리원으로서는 단백질의 2배가 되기 때문에 영양가는 높지만 이미 서술했듯이 기름이 독하면 소화하기 어려워지고 지용성 비타민도 변화해 버리기 때문에 역시 신선도가 좋은 것 쪽이 영양가가 좋게 된다.
 하긴, 단백질에 관해서는 변질해도 아미노산으로서의 영양가는 변하지 않는다.

□ 생선의 냄새도 맛에 영향

 조금 이야기는 빗나가지만 생선이 가진 냄새도 사계(四季)에 변화하는 경우가 있다.
 예를 들면 은어. 유어 때는 바다속에서 동물성 플랭크톤, 곤충의 유충, 갯지렁이, 조개의 유생 등을 먹고 있어 해조와 같이 풋내가 난다. 그런데 강을 거슬러 올라가는 성어가 되면 강바닥의 규조를 먹게 되므로 저 은어 특유의 냄새가 밴다. 양식 은어에게 저 냄새가 좀체로 배지 않는 것은 동물성 먹이밖에 주어지고 있지 않은 데에 원인이 있는 듯이 생각된다.
 먹이로 생선의 성분이 변하는 경우는 많지만 생선의 색도 달라진다.
 도미의 붉은 색은 기름에 녹는 카로틴노이드라고 하는 색소가 어피에 침착하기 때문이지만 이것은 붉은 갑각류를 먹고 있기 때문이기도 하다.
 '새우로 도미를 낚는다'고 하지만 저 새우야말로 도미의 붉은 색의 원료이다. 양식 도미의 색이 나쁜 것은 새우와 같은 갑각류의 먹이가 적은 탓일 것이다.
 냄새나 색까지도 맛을 심리적으로 좌우하는 것이라고 생각한다면 양식 도미의 맛이 떨어진다고 하는 이유를 알 수 있을 것이다.

□ 낚은 생선은 곧 죽여라

마지막으로 낚시꾼에게 충고를 하고 싶다.

맛있는 물고기를 낚았음에도 불구하고 이것을 맛있는 채 갖고 돌아오느냐 맛없게 만들어 버리느냐는 낚시꾼의 수완에 달려 있다고 하는 사실을 아실까?

생선은 운동이 격렬하면 곧 정미성분의 하나인 글리코겐을 소비해서 유산으로 변화시켜 버린다. 즉, 피로하면 정미성분이 파괴되어 버리는 것이다.

격렬한 트롤링으로 낚아 올린 청새치는 따라서 맛이 없다. 그물로 설치는 물고기를 퍼 올린 것도 맛이 없다. 낚은 후에 발버둥치게 하는 것도 역시 맛이 떨어져 버린다.

프로 가다랭이 어부는 낚아 올림과 동시에 가다랭이를 즉사시켜서 맛을 유지하는 노력을 하고 있다.

따라서, 만일 물고리를 낚아 올렸을 경우에는 송곳이나 칼과 같은 것으로 눈과 아가미 중간의 조금 위에 있는 뇌수를 찔러서 즉사시키는 것이 필요하다. 낚싯대의 반응만 즐기고 있으면 물고기는 자꾸자꾸 맛이 없어진다고 생각해 두는 편이 좋을 것이다. 먹을 것을 목적으로 한다면 말이다.

제 5 장

기름의 올바른 섭취는 허약체질의 예방과 치료에 특효적(特效的)이다

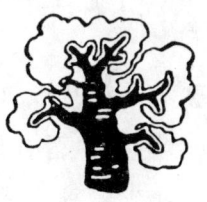

동물성 지방 섭취는
득(得)보다 해(害)가 더 많다

□ 동물성 지방의 섭취와 관상 동맥 질환의 관계

혈액 중의 콜레스테롤치가 높은 상태가 오래 계속되면 동맥 경화가 진행되는 것은 분명한 사실이다. 이와 같은 혈액 중의 콜레스테롤을 늘리는 것으로써는 식사의 영향을 생각할 수 있다. 즉, 콜레스테롤을 많이 포함한 식품과 포화 지방을 많이 포함한 식품을 너무 먹으면 혈액 중의 콜레스테롤이 늘어나는 사실은 구미의 연구로부터 확실해졌다.

특히, 협심증이나 심근 경색의 원인이 되는 심장의 관상 동맥 경화의 발생 빈도의 차는 식사 중의 지방 섭취량의 차에 의한다고 일컬어지고 있다. 표1은 55~59세 남자의 관상 동맥 질환의 사망률을 나타낸 것으로 지방, 특히 포화 지방의 섭취가 많은 나라들(미국, 오스트리아, 핀란드, 뉴질랜드, 스웨덴 등)에 저명하고 국내에서는 현저히 낮은 사실을 알 수 있다. 또한, 그림은 지방 중 고형 지방(포화 지방이 많다)과 액상 지방(불포화 지방에 풍부하다)의 섭취 상황과 관상 동맥 질환이 매우 관계가 깊은 것을 나타내고 있다.

예를 들면, 덴마크인은 지방 섭취량은 그림중의 각 국민 중에서 가장 많은데 사망률은 반대로 낮아지고 있다. 이유는 불포화 지방이 풍부한 액상 지방의 섭취량이 많기 때문이 아닐까 라고 생각되고 있다. 이것은 지방 전반의 섭취량은 비교적 적지만 포화 지방이 풍부한 고형 지방의 섭취가 많은 핀란드 인의 사망률이 높은 것과 좋은 대조를 보이고 있다.

[표1] 55~59세 남자의 관상동맥질환 사망률

	사망률	1일의 총칼로리	총칼로리에 대한 총지방	총칼로리에 대한 포화 지방산	총칼로리에 대한 동물성 단백질
미 국	704.7	3070	39.2	33.6	8.2
오스트리아	577.4	3160	37.9	34.7	7.3
스리랑카	103.4	1980	15.2	11.8	2.2
덴마크	294.4	3370	38.3	25.5	6.1
핀란드	621.7	3170	31.1	28.4	6.8
프랑스	109.9	2850	29.5	20.7	6.4
이탈리아	226.8	2550	22.3	10.5	3.6
일 본	122.5	2005	7.9	1.4	2.6
뉴질랜드	525.7	3370	39.8	37.6	8.2
노르웨이	248.8	3130	38.0	17.0	6.4
스웨덴	294.6	3070	39.4	28.3	7.3
스위스	273.0	3100	33.6	23.6	6.6

이와 같이, 포화 지방이 풍부한 고형 지방을 많이 섭취하는 국민에서는 확실히 중년 남자의 관상 동맥 경화에 의한 사망률이 높음을 알

수 있다. 이와 같은 포화 지방을 많이 포함하는 고형 지방은 대부분이 동물성 지방이라고 하는 것이다. 따라서 동물성 지방의 과잉 섭취는 혈액 중의 콜레스테롤을 늘려서 동맥 경화를 진행시켜 협심증이나 심근 경색의 유인(誘因)이 된다고 말할 수 있다.

표1이나 그림에서도 분명하듯이 미국에서는 장년에 걸쳐 관상 동맥 경화에 의한 질환의 사망률이 사인(死因) 제1위를 차지하고 있었지만, 1975년 이후, 이 사망률이 저하해서 1960년과 비교하면 13%라고 하는 대폭적인 감소를 보이고 있는 사실이 최근의 조사에서 밝혀졌다. 또한, 이 연구 조사에 따르면 미국인의 혈액 중의 콜레스테롤

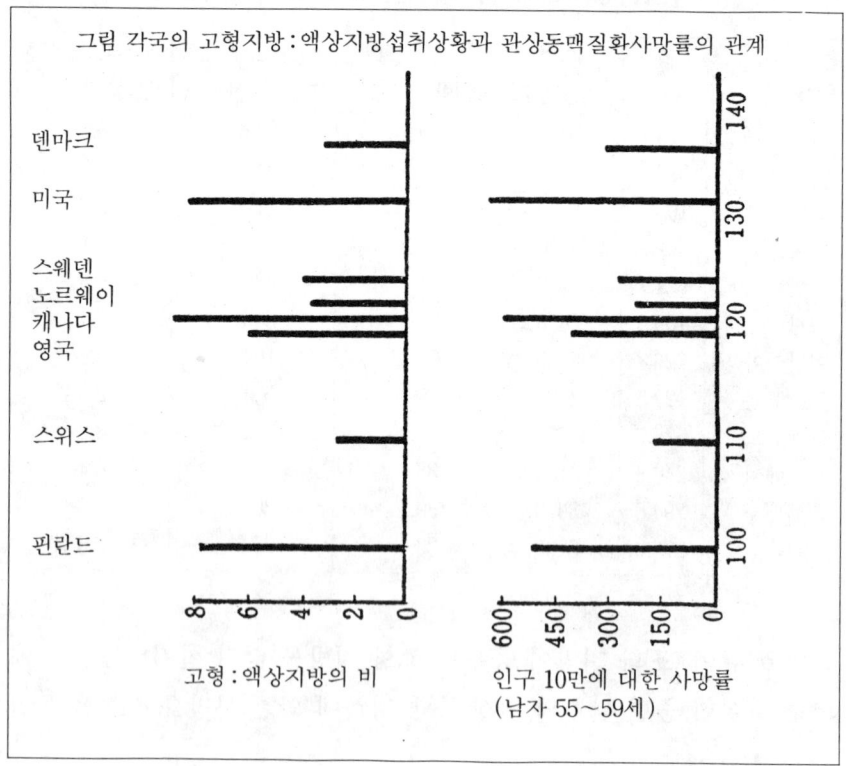

그림 각국의 고형지방 : 액상지방섭취상황과 관상동맥질환사망률의 관계

치도 5~10%라고 하는 대폭적인 저하를 하고 있음이 판명되었다.

이와 같은 미국인의 혈액 중의 콜레스테롤의 저하는 동물성 지방으로부터 식물성 지방으로 전환하는 사람이 늘어난 데에 기인하고 있다고 한다. 연방 농업국의 발표에 따르면 1963년부터 1973년의 10년 간에 미국인의 포화 지방(버터, 육류 등의 동물성 지방)의 섭취량은 57%나 감소하고 반대로 불포화 지방이 많은 식물유의 섭취량은 44%나 증가하고 있다.

한편, 우리의 식생활은 최근 20년 동안에 큰 변화를 보이고 있다. 지방 섭취량은 1963년에 1일 평균 18g이었던 것이 1975년에는 43g, 1983년에는 53g으로 약 3배로 증가하고 있다. 그리고, 미국의 경우와는 완전히 대조적으로 포화 지방(동물성 지방)의 섭취량이 3.2배라고 하는 놀라운 증가를 보이고 있다. 이것은 우리의 식생활이 구미풍이 되어 동물성 지방의 섭취량이 늘어난 데에 의한 바가 크다고 말할 수 있을 것이다.

이 결과, 관상 동맥 경화에 의한 사망률이 현저하게 증가해서 과거 30년간에 약 5배로 증가했다. 최근에는 연간 약 4만명의 사람이 관상 동맥 질환으로 사망하고 있다.

□ 동물성 지방이 많은 식품, 적은 식품

그럼, 혈액 중의 콜레스테롤을 늘려서 동맥 경화를 진행시키는 포화 지방, 즉 동물성 지방이 많은 식품에는 어떤 것이 있을까?

표2에 동물성 지방이 많은 식품을 나타낸다. 이 표중에 +수가 쓰

여 있는데, +수가 많은 것일수록 포화 지방을 많이 포함하는 식품, 바꿔 말하자면, 혈액 중의 콜레스테롤을 늘리는 동물성 지방이 많은 식품이라고 말할 수 있다. 달걀, 쇠고기, 버터 외, 초콜렛, 슈크림, 쇼트 케잌과 같은 과자로 버터나 달걀이나 크림을 넉넉히 사용한 것은 모두 동물성 지방을 많이 포함하고 있다. 그 밖의 동물성 식품의 대부분이 동물성 지방을 포함하고 있다고 생각해도 좋을 것이다.

이것에 대해서 불포화 지방이 많은 식품은 표3에 나타내는 듯한 것으로 식물성 식품은 불포화 지방이 많은 것이라고 해도 좋을 것이다. 즉, 참깨, 율무, 콩 및 그것들의 가공품으로 그 밖에 어개류(魚介類)도 많은 불포화 지방산이 포함되어 있다.

이렇게 해 보면, 동물성 식품은 서구풍의 음식에 많고 불포화 지방이 많은 식품은 한국 전통 음식에 많다고 하게 된다. 한국식의 대부분은 식염이나 간장으로 조미되기 때문에 식염의 섭취량이 많아져서 고혈압증의 유인이 되는 사실은 잘 알려져 있다. 또한, 식물유로 튀긴 식품도 일광에 닿거나, 냉장고에 오래 방치해 두면 과산화지질이 늘어나서 이것 역시 몸에 유해한 사실은 확실하다.

어쨌든, 너무 치우친 것만 먹는다고 하는 식생활은 바람직하지 않다. 동물성 지방이 많은 동물성 식품만 먹고 있으면 혈액의 콜레스테롤이 늘어나서 동맥 경화를 진행시키게 되고 짠 한국식 중심의 식생활은 식염의 과잉 섭취 때문에 고혈압증을 일으키기 쉬워지는 것으로 뭐든지 균형잡힌 식사를 하는 것이 필요하다.

□ 어린이에게까지 나타나는 동물성 지방의 해

미국에서는 심근 경색을 줄이기 위해서 학회가 '어릴 때부터 심장병 예방을 시작하자'고 하는 캠페인을 해서 많은 효과를 올렸다.

나는 '한국인의 뇌졸중 예방은 어릴 때부터 시작해야만 한다'고 하는 것을 제창하고 있다. 한국인에게 뇌졸중으로 인한 사망률이 높은 것은 식염의 과잉 섭취에 의한 고혈압증이 원인이 되고 있다. 이유식 때부터 짠 음식을 먹고 자란 한국인은 고혈압증이 되고 나서 약간 식염의 섭취를 줄여도 좀체로 혈압은 내려가지 않는다. 따라서, 어릴 때부터 염분이 적은 음식에 익숙해지게 하는 것이 필요해진다.

[표2] 동물성 지방이 많은 식품

달걀부침	+8	크림	+5.0
버터	+12~+13	생크림	+7.8
마가린	+5~+9	돼지고기 토막	+4.5
달걀 노른자	+5	돈까스	+5.4
초콜렛	+9.9	콘비프 통조림	+5.2
슈크림	+9.7	소 차돌박이	+3.0
숏 케잌	+6.2	소 넓적다리	+15.9
치 즈	+7.7	로스햄	+3.5
아이스크림	+4.0	클리프	+7.3

이것과 같은 것을 동물성 지방에 대해서도 말할 수 있다고 생각한다. 포화 지방을 많이 포함하는 동물성 지방은 혈액의 콜레스테롤을 늘리기 때문에 어릴 때부터 동물성 지방이 많은 식품을 과다 섭취하지 않는 것이 필요하다. 특히 어린이의 경우에는 과자류 중 달걀, 버

터, 크림 등을 많이 사용한 것을 매일 먹는 듯한 것은 주의해야 한다. 초콜렛, 슈크림, 아이스크림, 케잌 등은 포화 지방을 매우 많이 포함하고 있다. 이와 같은 동물성 지방이 많은 음식을 어릴 때부터 다량으로 먹고 있으면 어린이지만 혈액 중의 콜레스테롤이 많아져서 젊은 동맥에 콜레스테롤이 침착하게 된다.

동맥 경화라고 하는 상태는 '침묵의 병'이라고 한다. 동맥 경화를 진행시키는 인자로써 혈액 중의 콜레스테롤이 많은 상태(고지혈증) 외에 고혈압증, 과도한 끽연, 비만, 당뇨병, 통풍, 스트레스, 유전 등을 들 수 있다. 이것들 중 고혈압증, 고지혈증, 비만, 당뇨병, 통풍 등은 음식과 밀접한 관계가 있음이 밝혀지고 있어 동맥 경화의 진행과 식사는 매우 관련이 깊은 사실이 이해된 것이라고 생각된다.

동맥 경화를 일으키는 이런 인자가 어릴 때부터 서서히 진행하고 있어도 전혀 침묵의 상태가 계속되어 아무런 증상도 나타나지 않는다. 오이와 같은 침묵의 상태가 사람에 따라서 30세대, 40세대에 깨지는 경우와 60세, 70세 혹은 80세 이상까지 계속되는 경우가 있다.

이와 같은 차이는 그 사람의 어릴 때부터의 생활 환경 특히 식생활과 유전이 큰 관계를 갖는다. 젊어서 성인병으로 쓰러지는 전형적인 예로써 씨름꾼을 들 수 있다. 그들은 어릴 때부터 많이 먹어 비만체가 되고 씨름꾼이 되고나서는 1일 5000~6000cal라고 하는 우리들 보통인의 2배에서 3배의 양을 먹고 또한 대주를 마신다.

아침, 조금 연습을 하고 다음은 낮잠이라고 하는 운동 부족의 결과, 20세대에서 고혈압증, 당뇨병, 통풍, 간염 등의 병이 일어나므로 장수하기가 힘이 든다.

이와 같이, 어릴 때부터 불섭생, 불양생을 하면 동맥 경화가 빨리 진행해서 침묵의 시간이 짧아져 30세대, 40세대에 심근 경색이나 뇌졸중을 일으키게 된다. 이와 같이 생각하면, 고혈압증도 동맥 경화도 뇌졸중도 어릴 때부터의 적절한 식생활에 의해서 예방할 수 있다고 생각된다.

성인병이라고 하면 나이를 먹고 나서 일어나는 병이라고 생각하고 있는 사람이 많은 것 같은데, 침묵이 깨져서 증상이 나타났을 때에는 이미 동맥 경화가 상당히 진행해 있다고 생각해야 한다. 따라서, 고혈압증의 예방을 위해서는 이유식 때부터 식염이 적은 것을 주는 주의가 필요하다. 어릴 때부터 동물성 지방이 많은 음식이나 과자를 다량으로 혹은 매일 먹인다고 하는 식생활을 부모는 충분히 주의해야 한다.

어릴 때는 한참 자라니까 무엇을 먹여도 된다든가, 젊을 때는 다소의 불섭생을 해도 상관없다든가, 동물성 지방은 영양상 필요하니까 많이 섭취해도 좋다고 하는 의견을 흔히 듣는데, 나는 어느 의견이나 잘못되어 있다고 생각한다.

특히 요리 연구가라고 일컫는 사람 중에는 다만 영양 일변도로 버터, 달걀, 소금, 설탕 등을 넉넉히 사용한 요리를 만들어서 여러 가지 책이나 잡지에 선보이고 있지만 이와 같은 사람들 중에는 스스로가 너무 살쪄서 당뇨병이 되거나, 혈압이 높다고 하는 사람이 있어 얼마나 이와 같은 요리가 불건강한 것인지를 보여주고 있다고 말할 수 있을 것이다.

아이들의 성인병 발증의 경우 침묵의 기간이 어느 정도인지는 앞으로 30년, 40년 경과를 보아야 하지만 나는 20년전에 미국에서 보고 들은 어린이의 상황이 일어나고 있는 사실을 생각하면 한국의 아이들의 콜레스테롤치는 미국의 뒤를 쫓고 있는 듯이 생각한다. 그 의미에서도 어릴 때부터 고혈압증이나 동맥 경화의 예방을 위해 식생활에 주의하는 것이 필요하다고 강조해 두고 싶다고 생각한다.

[표3] 불포화지방이 많은 식품

우 동	대 합
마카로니	두 부
중화 메밀	메추라기 콩자반
일본 메밀	흰까치 콩자반
오트밀	흰 된장
막과자	날튀김
명란젓	두부 야채 튀김
다랑어 검붉은 살	기름 튀김
오일 서딩	마요네즈

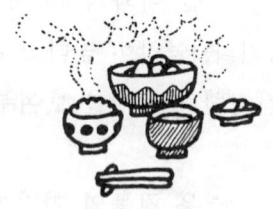

기름의 섭취 필요량은
연령에 다라 달라진다

□ 중년을 지나면 동물성 지방을 줄여라!

　인간의 혈관은 소위, 도로와 같은 것이다. 사용하면 사용할수록 고장나서 세월과 함께 덜컥덜컥거리는 것도 당연하다. 그렇지만 이 노화를 재촉하느냐, 조금이라도 늦추느냐는 우리들의 식생활속의 기름이 매우 큰 관계를 갖고 있다.
　그 하나가 유명한 콜레스테롤, 또 하나가 포화 지방산으로, 이 양쪽 모두 동물성 식품 속의 기름에 포함되어 있다. 예외로써, 식물유인 야자유나 코코넛유에도 포화 지방산이 많이 포함되어 있지만, 식물유의 경우는 참기름, 면실유, 콩기름 등 대부분의 기름이 불포화 지방산을 많이 포함하고 있기 때문에 동물성 지방쪽이 보다 문제가 되는 것이다.
　더구나 인간의 몸은 연령이 진행함에 따라서 체내에서 기름을 분해하는 효소 리파아제의 작용이 나빠진다. 그리고 이 경향은 40세경부터 갑자기 강해진다. 일반적으로 40세경부터 갑자기 살찌기 시작하는 사람이 많은 것은 이 때문으로 분해되지 않은 기름이 그대로 몸에 쌓여서 소위 지방살이 되어 버린다.

　이 경향은 같은 연령 중에서 비교해 보면 여성쪽이 남성보다도 강하게 나타난다. 중년을 지나면 갑자기 살찌기 시작하는 여성은 리파아제의 작용이 나빠졌음을 나타내고 있다.

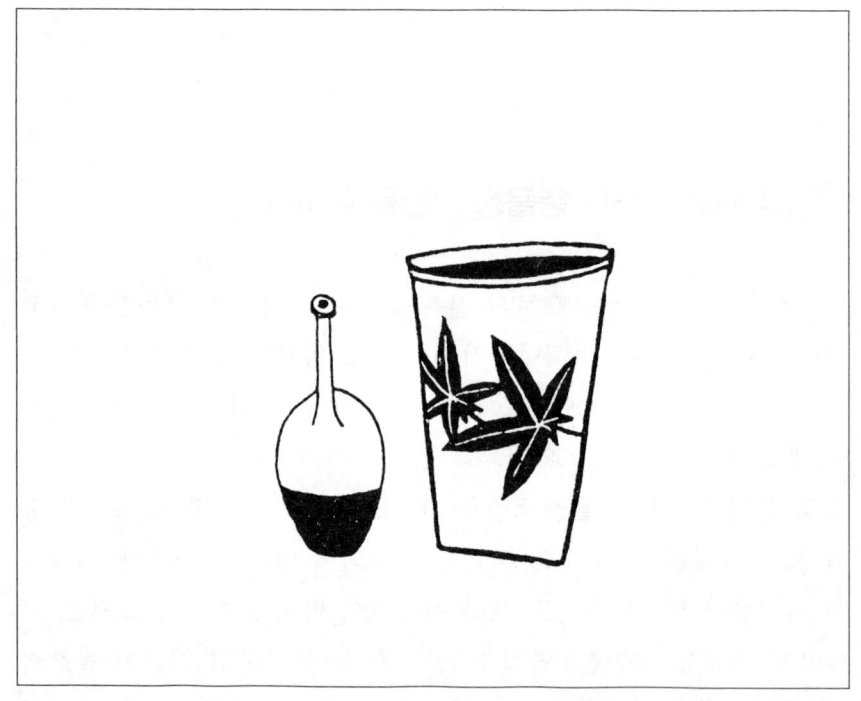

　그래서 중년이 지나고나서의 식사에서는 동물성 지방을 줄이고 식물유를 많이 섭취하도록 해야 한다.

　맛이 좋다고 해서 라드를 사용하여 볶음을 하고 있던 사람도 식물유로 바꾸지 않으면 스스로의 생명을 단축시키게 되므로 충분히 주의해 주기 바란다.

그러나 식물유라고 해서 과다 섭취해서는 이것 역시 해가 생긴다. 예를 들면, 식물유에 포함되어 콜레스테롤을 체내에서 운반하는 작용을 가진 리놀산은 동맥 경화나 고혈압증의 예방에 좋다고 하지만 이것은 가열 조리하지 않고 리놀산을 받아 들였을 경우로 가열하면 그 작용이 없어질 뿐 아니라, 지금 의사나 영양학자 사이에서 문제가 되기 시작한 과산화지질을 만들어내게도 되어 버린다.

그럼, 어째서 중년 이후에 최적이라고 일컬어지는 리놀산이 악역이 되는 경우도 있는지 그 점에 대해서 얘기해 보자.

□ 식물유의 능숙한 취급 방법

리놀산이라고 한 마디로 말해도 다음의 4종류로 나눠지는 사실은 일반적으로 별로 알려져 있지 않는 게 아닐까?
(1) 시스시스 리놀산
(2) 시스트랜스 리놀산
(3) 트랜스시스 리놀산
(4) 트랜스 트랜스 리놀산

이 4종류의 리놀산 중에서 콜레스테롤의 운반이 능숙하고 또한 영양을 흡수하는데 매우 중요한 작용을 가진 세포 내의 물질 미토콘드리아의 외막을 만들고 있는 것은 (1)의 시스시스 리놀산 뿐이다.

그럼, 그 밖의 3개의 리놀산이 아무 도움도 되지 않느냐 하면 그런 것은 아니다. 미각면에서도 칼로리원으로써도 매우 중요한 것은 말할 필요도 없다. 그렇지만, 다만 콜레스테롤을 운반하는 즉, 중년 이후의 혈관의 노화를 막는다고 하는 목적에서 보았을 때에는 시스시스 리놀산만이 중요한 역할을 하고 있다고 하는 의미이다.

　식물유를 가열 조리하면 혈관 노화 방지를 위해 유용하지 않는 사실은 앞에 언급했다. 화학 용어만 나열해서 죄송하지만 시스시스 리놀산에 달라붙어 있는 시스시스라고 하는 기(분자를 구성하는 하나의 단위)는 열을 가하면 화학 변화를 일으켜서 트랜스라고 하는 기로 변해 버린다. 그러면 가장 중요한 시스시스 리놀산이 열을 가함으로써 트랜스 트랜스 리놀산이라고 하는 콜레스테롤의 배달원으로서는 무능한 존재로 변해 버린다.

　이와 같은 현상은 열을 가할 뿐 아니라 압력을 가하는 것으로부터도 생긴다. 예를 들면, 마가린을 만들 때에는 제조 과정에서 가압되지만 이 때문에 역시 시스시스가 상실되어 시스시스 리놀산의 작용이 상실되어 버린다.

　그럼, 일상 생활속에서 어떤 조리를 하면 좋을까? 식물유라고 해도 가열해서는 안 돼 가 되면 요리도 한정되어 버린다고 생각될 지도 모른다.

　그런데 옛날부터 사용되고 있는 능숙한 방법에 '두르기 기름'이라고 하는 사용법이 있다. 교자 등에 사용되는 라유를 연상하면 알 수 있을 것이다. 칼로리원, 미각원으로써의 볶음 기름 외에, 두르기 기름을 조금 사용한다. 하루에 필요한 기름의 양(성인 남자 약 30g)을 볶음 기름용과 날것 그대로 사용하는 두르기 기름용으로 나눠서 사용하면 좋다고 생각한다.

　어려운 일은 아니다. 중화풍 식초 요리에 넣는 참기름, 갈릭유 또한 서양식의 요리에서는 마요네즈, 드레싱도 모두 날 것 그대로의 두르기 기름이다.

두르기 기름을 사용함으로써 리놀산을 시스시스 리놀산을 그대로 즉, 콜레스테롤의 운반책으로써 받아 들여지는 것을 알았으리라고 생각한다.

□ 40세를 지나면 식물유를 많이 섭취하라

다음에 문제가 되는 것은 가령, 두르기 기름으로 하는 등의 노력을 해도 기름의 과다 섭취가 해가 되지 않을까 라고 하는 점이다.

물론, 식물유의 과잉 섭취는 중년에서는 경계해야 한다.

시스시스 리놀산이라고 하는 것은 불포화 지방산이다. 불포화 지방산에 산소가 달라붙어서 생기는 것이 과산화지질로 몸을 노화시키는 원흉과 같은 것이라고 해도 좋다. 더구나 지방을 섭취하면 반드시 불포화 지방산이 몸에 들어가게 된다. 그리고 불포화지방산이 들어가면 과산화지질이 생긴다. 그러면 몸이 약해져 버린다고 하는 악순환이 생긴다. 더구나 몸에 있어서 기름은 매우 중요한 것이기 때문에 이 다람쥐 쳇바퀴 돌기를 생각하고 있으면 어찌할 바를 모르게 되어 버리게도 된다.

그래서 어떻게든 과산화지질이 생기는 것을 막아야 한다. 이 작업을 게을리해서는 필요한 기름으로 불필요한 것을 만들게 된다.

과산화지질이 생기는 것을 막는 방법의 하나로써 생각되고 있는 것이 비타민 E의 섭취이다.

인간의 몸이라고 하는 것은 완벽한 것은 아니다. 어딘가에 구멍이 뚫린다. 그 구멍을 막으려고 하면 다른 곳에 구멍이 뚫려서 새롭게 생긴 구멍을 막으려고 하면 또 새로운 구멍이 뚫린다. 우리들은 끊임없이 그런 구멍의 수리를 하면서 살아 가야만 하는 게 아닐까?

비타민 E는 밀의 배아, 쌀의 배아 등 종실의 싹이 나오는 부분에 많이 포함되어 있다. 땅콩 등의 너츠류도 그런 의미에서 비타민E를 많이 포함하고 있다.

다음에 많은 것이 푸른 야채이다. 흰빛이 도는 야채에는 포함되어 있지 않다. 푸른 채소류는 카로틴도 많이 포함되어 있기 때문에 기름과 함께 섭취하는 데에는 최적의 식품이다. 물론 날 것 그대로라도 좋다.

보통, 야채 샐러드를 먹을 때에는 레터스나 양배추를 토대로 해서 장식 정도로 오이, 토마토 등을 넣고 있는 사람도 많다. 그렇지만, 중년이 지난 사람은 특히 비타민 E를 충분히 섭취해서 과산화지질의 발생을 막는 목적에서 그린 샐러드를 먹어 주기 바란다.

반복하는 것 같지만 중년이 지나면 동물성 지방은 가능한 한 피하고 식물유로 바꾼다. 40세가 되면 충분히 이 점에 주의해서 나이와 함께 식물유의 비율을 늘리는 것이 바람직하다.

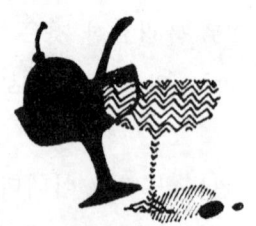

몸에 이로운 동물성 지방은
어느 것인가

□ 안심하고 먹을 수 있는 동물성 지방은 없는가?

　현재 버터를 먹으면 혈청 중의 콜레스테롤치가 상승한다고 해서 이것을 걱정하고 버터를 경원하는 사람이 많다. 또한, 쇠고기는 먹고 싶지만 역시 콜레스테롤이 걱정이라고 하는 사람도 많은 것 같다.
　실제, 이런 쇠고기, 유제품 등에는 포화 지방산, 특히 콜레스테롤이 영향하는 파르미틴산이 많이 포함되어 있다. 그래서 중년 중에서 혈압 등이 걱정이 있는 사람에게 있어서는 먹고 싶어도 만족할 수 있을 만큼 충분하게는 먹을 수 없는 식품이라고 하게 된다.
　한국인이라면 쇠고기를 먹을 수 없으면 생선이라도 좋다고 생각하는 사람도 많을 것이고 버터 대신 식물유제 마가린을 사용하고 아이스크림 대신에 샤베트를 먹는다고 하는 대체품으로 하는 것도 별로 곤란한 일은 아닐 것이다.
　그러나 구미인이라면 쇠고기나 양고기를 제한받고 더구나 버터, 치즈 등의 유제품까지 제한되어서는 사는 즐거움이 없어진다고 해서

쓸쓸해 하는 사람도 많을 것이다.

또한 최근 한국에서는 호주의 쇠고기를 산다든가 사지 않는다든가 해서, 또 뉴질랜드의 낙농 제품의 수입 확대와 동지역 200해리 내의 어업 허가의 문제가 얽혀서 이것들 대양주의 나라들에 있어서 목축업이라고 하는 것이 우리들의 머리속에도 인상지워져 있다. 그러나 이런 나라들에서는 쇠고기 혹은 유제품의 수요가 감퇴하는 것은 사활 문제이다.

[표1] 새로운 사료로 사육한 동물 고기의 지방산 조성

	쇠고기		양고기	
	보통 고기	고리놀산 고기	보통 고기	고리놀산 고기
팔미트산	27.6(%)	20.4(%)	22.5(%)	17.2(%)
스테아린산	16.7	17.2	27.1	22.5
올레인산	39.1	32.9	33.9	30.9
리놀산	5.6	21.4	2.5	18.4
리노레인산	1.2	1.2	1.6	1.2

[표2] 새로운 사료로 사육한 소의 젖으로 만든 버터의 지방산 조성

	보통 버터	리놀산 12%	리놀산 20%
팔미트 산	29.9(%)	23.2(%)	17.7(%)
스테아린산	17.1	19.3	18.7
올레인산	28.7	33.5	33.3
리놀산	1.0	11.8	20.5

그래서 어떻게든 누구나가 안심하고 먹을 수 있는, 즉 콜레스테롤의 문제를 걱정할 필요가 없는 고기 혹은 유제품은 불가능한 것일까

하고 연구가 진행된 것이다.

이와 같은 연구를 진행하는데 있어서 우선 생각할 것은 어째서 이런 반추 동물의 고기나 젖에 파르미틴산과 같은 포화지방산이 많이 포함되어 있느냐고 하는 문제이다. 그래서 이런 동물들에 식물유와 같은 불포화 지방산(콜레스테롤 저하 작용이 있다)을 섞은 사료를 주면 포화 지방산이 적은 고기나 젖이 생기는 게 아닐까 라고 생각하는 것이 당연한 일이다.

그런데 지금까지의 연구에서는 이 방법으로는 전혀 효과가 없음을 알았다. 더구나, 그 후의 연구에 의해 소나 양이 즐겨 먹고 있는 자주개자리라고 불리는 목초는 이 속에 포함되어 있는 지방산의 4분의 3까지가 콜레스테롤 저하 작용이 있는 리놀산이나 리노레인산(모두 불포화 지방산)으로 포화 지방산인 파르미틴산의 양은 적다고 하는 사실이 분명해졌다.

즉, 식물유를 사료에 섞어서 주어도 리놀산이 많은 목초를 먹고 있어도 결국 이런 불포화 지방산은 어딘가로 사라져 버린다.

이 구조에 대해서 조사한 결과, 이런 반추 동물에서는 제1위에 존재하고 있는 미생물이 받아 들여진 불포화 지방산을 포화 지방산으로 바꿔 버리는 사실을 알았다.

즉, 제4위에서 소화 흡수된 때에는 리놀산이나 리노레인산은 그림자도 모습도 없어지고 있음을 알았다.

자칫하면 이 제1위에 존재하는 미생물에는 영향받지 않는 형태로 리놀산을 동물에 줄 수 있으면 리놀산이 많은 고기나 젖이 생길 것이다. 실제, 리놀산을 소의 제4위까지 관을 통해서 직접 보내 보면 확실히 리놀산이 많은 고기나 젖을 얻을 수 있다.

□ 리놀산이 많은 고기나 유제품의 개발

그러나 앞의 방법에서는 실제적이 아니다. 이와 같은 배경하에 호주의 국립 연구소인 SCIRO의 스코트 박사는 제1위의 미생물에 의한 작용을 받지 않는 리놀산의 투여 방법에 대해서 연구를 진행했다. 그리고 1970년에 새로운 방법의 개발에 성공하고 있다.

이 방법은 리놀산을 많이 포함하는 식물유 혹은 그런 식물유들의 원료인 종자를 갈아 으깬 것을 원료로 이용하고 있다. 이 식물유를 많이 포함한 원료에 우유 단백질인 카제인을 혼합해서 잘 유화하여 뭉글뭉글하게 한다. 이 뭉글뭉글해진 것에 단백 변성제를 넣으면 기름을 감싼 카제인 분자가 변성 피막이 되어 기름을 보호한 유화물이 생긴다. 이것을 건조기에 걸어서 건조시켜서 생긴 일종의 분말 유지를 일정량, 사료에 배합해서 동물에게 먹인다고 하는 방법이다.

이와 같은 분말 유지를 주면 제1위에서는 변성 단백의 영향으로 리놀산은 전혀 변화를 받지 않고 제4위로 보내지기 때문에 리놀산이 많은 고기나 젖을 얻을 수 있다.

소의 경우, 보통의 목초로 사육해서 도살전 8주간 이 분말유지를 포함한 배합 사료로 사육하면 그 고기의 리놀산 함유량은 현저하게 높아진다. 이 리놀산의 양은 분말 유지의 투여량에 따라 변화하고 최고는 리놀산 35%의 것도 얻어지고 있지만 음식의 맛, 경제성 등의 점에서는 리놀산 20% 정도의 것이 실용적이 되고 있다.

쇠고기와 양고기에 대해서 그 지방산 조성을 보면 표1과 같다.

또한 이 방법의 하나의 특징은 양고기에서는 독특한 냄새가 사라지고 단 향이 나서 양고기가 닭고기에 가까운 느낌으로 변하는 것이라고 일컬어지고 있다.

이 분말 유지를 포함한 사료로 소를 사육하면 그 젖속의 지방산 조성도 변화한다. 예를 들면, 해바라기의 종자를 원료로 해서 분말 유지를 조제해서 소에게 주었을 경우의 젖으로 만든 버터의 지방산 조성을 보면 표2와 같다. 표2를 보고 알 수 있듯이 임의의 리놀산 함유량의 버터를 얻을 수 있다.

□ 콜레스테롤을 내리는 동물성 지방

다만, 리놀산의 양이 30%나 되면 냉장고에 보존해도 액상으로 버터라고는 말할 수 없는 상태가 되어 버린다. 이것에 대해서 12~15% 정도의 리놀산 함유량의 것에서는 냉장고에서 꺼낸 직후의 버터라도 부드럽고 신축이 좋기 때문에 빵 위에 부드럽게 바를 수 있다.

또한, 버터뿐 아니라 이 우유를 이용해서 각종 치즈를 시작하고 그 품질에 대해서도 검토가 가해지고 있다.

그것에 따르면 리놀산이 많기 때문에 보통의 치즈보다 산화되기 쉽고 비타민 E 등의 항산화제를 첨가하지 않는 경우에는 향이 변해 버리는 것이 보고되고 있다. 그러나 이 경우도 비타민 E의 첨가로 이 변성을 막을 수 있어 보통의 치즈보다 약간 부드러운 점을 제외하면 같은 맛이라고 한다.

호주의 국립 연구소 SCIRO의 연구자들은 매우 신중해서 이 새로운 사료에 의해 뭔가 나쁜 영향은 없을까 라고 수년에 걸쳐서 상세한 연구를 계속하고 있다. 그 하나는 분말 유지를 조제할 때에 이용하는 단백 변성제가 식품 위생적으로 걱정이 없느냐고 하는 점이지만, 이 점에 대해서는 현재 전혀 걱정이 필요 없음이 확인되고 있다.

또한 이와 같은 고기나 유제품을 사람에게 주었을 경우 콜레스테롤에 좋은 영향이 생기느냐 어떠냐고 하는 문제가 있다. 그러나 이 점에 대해서는 미국, 호주, 남아프리카, 그 외 많은 나라들의 연구 기관에서 연구되어 훌륭한 성과를 올리고 있다.

이런 기초적 연구도 차츰 종착점에 접근하고 있는 것 같다. 연구가 종착점에 접근하고 있다고 하는 것은, 즉 실용화가 가깝다고 하는 의미로 이와 같은 고리놀산의 버터나 치즈라고 하는 우수한 동물성 지방이 우선 환자용의 저콜레스테롤식으로서 이용될 것이다. 그리고 더욱 일반인들에게 이용되는 날도 가까울 것이다.

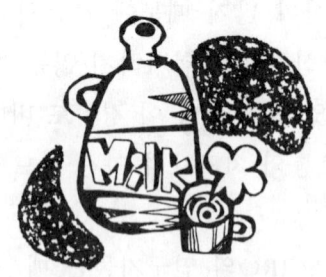

가장 몸에 이로운 식물성 지방은 어느 것인가

□ 수많은 장점을 가진 조합 식물유

현재 국내에서 사용되고 있는 식용 식물유는 콩기름, 유채기름, 쌀기름, 옥수수 기름, 면실유, 참기름, 사플라워(잇꽃) 유 등이 주류가 되고 있으며 그 외에 야자유, 해바라기 기름, 올리브 기름 등이 있다. 이런 것들 중 가장 많이 사용되고 있는 것이 콩기름으로 국내에서 만들어지는 전식물유의 약 2분의 1을 차지하고 있다. 이어서 유채기름, 옥수수 기름, 면실유, 참기름 등이 많이 사용되고 있다.

각각의 기름의 특색은 다음과 같다.

① 콩기름

튀김 기름으로 사용되는 것이 많지만 특별히 정성껏 정제된 것은 샐러드유에도 사용되고 있다. 담황색으로 콩 특유의 풋내가 있지만 우리에게는 별로 저항감이 없는 것 같다. 혈액 중의 콜레스테롤을 저하시키는 리놀산의 함유량은 50~60%, 아무리 섭취해도 동맥 경화를 일으킬 우려는 없다.

② 유채 기름

유채씨에서 짠 기름으로 색은 담황색, 독특한 담백한 풍미가 있다. 콩기름과 마찬가지로, 튀김 기름으로써 사용되는 경우가 많다. 리놀산의 함유량은 10~20%로 햇빛에 닿아도 잘 변질되지 않는다는 장점이 있다.

③ 옥수수 기름

옥수수의 배아에서 짠 기름이다. 국내에서는 최근 겨우 친숙해진 기름이지만 이 기름의 발상국 미국에서는 평가가 높아 식용 식물유의 주류를 차지하고 있다.

깔끔한 가벼운 풍미로 샐러드유용이지만 가열 안정성도 높아 여러 가지 요리에 폭넓게 이용되는 기름이다. 또한 햇빛에 닿아도 변질하기 어렵고 장기간 보존해도 풍미가 약해지는 경우가 적다.

기름 중에서도 특히 산화하기 어려운 우수한 기름이라고 할 수 있다. 그리고 콩기름 등과 달리 튀김을 했을 때에 특유한 냄새가 자욱하지 않는다 등의 이점도 있다.

리놀산의 함유량은 42~50%로 비교적 높고, 혈액 중의 콜레스테롤을 저하시키는 작용도 강하다. 또한, 인체 내를 순환하는 혈액량의 조절에도 중요한 역할을 하고 있다.

④ 사플라워(잇꽃)유

사플라워(잇꽃)의 종자에서 짠 기름이다. 리놀산을 70% 이상이나 포함하기 때문에 혈액 중의 콜레스테롤 저하 작용이 특히 장해 의학적으로도 주목받고 있는 기름이다.

다만, 불포화 지방산인 리놀산이 많이 포함되어 있는 만큼 산화하기 쉬워 구입한 기름은 일찌감치 다 쓸 필요가 있다. 또한, 가열하면 연기가 심하게 난다고 하는 문제점도 있다. 풍미가 좋기 때문에 샐러드유에 적합한 기름이다.

⑤ 쌀기름

쌀눈에서 짠 기름으로 가열 안정성이 높아 산화하기 어렵기 때문에 보존성이 뛰어나다. 리놀산의 함유량은 30~40%로 약간 낮지만 콜레스테롤을 내리는 작용은 상당히 강하다.

쌀기름 70%에 사플라워유 30%의 비율로 조합한 조합 쌀기름은 콜레스테롤 저하 작용이 뛰어나게 커지고 있다.

⑥ 참기름

참기름의 매력은 뭐니뭐니해도 독특하고 풍부한 향에 있다. 맛도 좋고 요리 마무리에 완성이 훨씬 좋아지는 불가사의한 기름이다. 세가몰이라고 하는 산화를 막는 물질이 포함되어 있기 때문에 튀김에 사용해도 변질하기 어렵다.

이 외에도 올리브유, 해바라기유, 야자유 등이 있지만 이것들은 별로 일반적이 아니기 때문에 설명은 생략한다.

이런 기름들은 주로 튀김 기름과 샐러드유의 형태로 우리들의 식탁에 등장한다. 이 튀김유와 샐러드유에도 한종류의 기름으로 만들어지는 것과 수 종류의 기름을 섞어서 만드는 조합유가 있지만 현재 시판되고 있는 기름의 대부분은 조합유이다. 조합유에는 각각의 기름의 성질을 커버하고 단일 기름으로는 낼 수 없는 풍미를 만들어 낸다 등의 장점이 있다.

□ 식물성 지방의 넘버 원은 조합 쌀기름

그런데 다음은 어떤 기름을 선택하면 좋으냐고 하는 문제이지만 이것은 각 기름의 리놀산 함유량과 혈액 중의 콜레스테롤에의 영향도 관계로 생각하는 것이 좋을 것이다. 다만, 그림과 표를 보고 알 수 있듯이 양자 사이에 비례 관계는 없다.

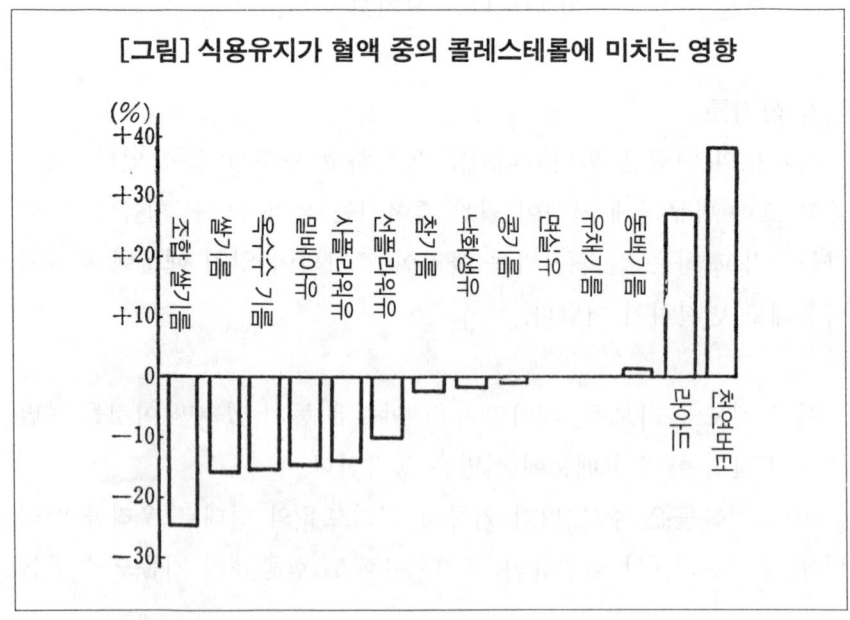

리놀산의 함유량은 사플라워유가 70% 이상으로 가장 많고, 이어서 해바라기유가 약 60%, 콩기름이나 면실유가 약 50%, 옥수수 기름, 쌀기름, 밀배아유 등이 30~50%의 순으로 되어 있다.

그런데 각 기름의 혈액 중의 콜레스테롤에의 영향도는 그림과 같다. 이 그림은 각 기름을 1일 60g씩 1주일 섭취한 후 혈액 중의 콜레스테롤이 섭취전에 비해 몇 % 상승했는지 혹은 몇 % 하강했는지를 나타낸 것이다.

그림을 보면 콩기름이나 면실유보다도 리놀산의 함유량이 적은 옥수수 기름이나 쌀기름에 보다 강력한 콜레스테롤 저하 작용이 있음이 주목된다.

[표] 원료별 리놀산 함유량

종류	리놀산(%)	종류	리놀산(%)
콩기름	49.1~63.1	올리브유	3.9~15.0
유채기름	9.1~22.3	선플라워 기름	57.5~66.2
면실유	47.8~63.6	달게 조린 기름	15.4~23.1
사플라워 기름	72.0~81.5		
옥수수 기름	41.7~50.0	버터	2.1~3.7
참기름	37.7~41.2	라아드	6.0~12.8
쌀기름	35.1~40.5	마가린	2.1~35.0

이것은 옥수수 기름 등에 포함되어 있는 부감화물(에테르 등에는 녹지만 물에는 녹지 않고 알칼리에 의해서도 비누화하지 않는 물질) 속에 콜레스테롤을 저하시키는 성분이 포함되어 있기 때문이라고 생각된다.

사플라워유, 옥수수 기름, 쌀기름은 같은 정도의 콜레스테롤 저하 작용을 갖고 있지만 그 리놀산 함유량을 모두 생각하면 옥수수 기름이나 쌀기름 등이 사용하기 쉬운 기름이라고 생각된다. 그 이유는 같은 정도의 콜레스테롤 저하 작용을 가진 기름이라면 리놀산 함유량이 적은 기름쪽이 변질하기 쉽다고 하는 장점을 갖고 있기 때문이다.

그런데 콜레스테롤 저하 작용이 가장 큰 기름은 그림에서도 분명하듯이 조합 쌀기름이다.

이 조합 쌀기름이라고 하는 기름은 앞에 서술한 부감화물이 가장 유효하다고 생각되는 쌀기름과, 리놀산 함유량이 가장 많은 사플라워유를 받아 들여서 그것들을 섞어 혼합유를 만들면 단일의 것보다 콜레스테롤 저하 작용의 효과가 큰 기름이 생기는 게 아닐까 라고 하는 구상에서 만들어진 기름이다.

그리고 쌀기름 70%, 사플라워유 30%의 혼합유는 혈액 중의 콜레스테롤을 1주일에 26%나 내린다. 쌀기름만으로는 18%, 사플라워유만으로는 16%밖에 내려가지 않기 때문에 양원유보다도 훨씬 효과가 있는 기름이 생긴 것이 된다.

이상의 사실로부터 이미 성인병에 걸려 있는 사람이나 동맥 경화의 예방을 지향하는 사람은 조합 쌀기름이나 옥수수기름, 쌀기름 등을 선택하면 좋을 것이다.

그러나 이런 기름들은 1일 30g 이상 섭취하지 않으면 효과가 없기 때문에 조리에 연구해서 무리없이 섭취하도록 유희해 주기 바란다. 그러기 위해서는 튀김, 볶음에 사용하는 외, 식탁 위에 기름의 작은 병을 놓아 두고 간장이나 소스와 마찬가지로 사용하는 습관을 들이면 좋을 것이다.

이런 기름들은 뜨거운 우동이나 국에 넣거나 무즙이나 채소절임에 뿌리거나 납두에 고명과 함께 섞어도 맛있는 것이다. 또한 프렌치 토스트라고 해서 20g 정도의 기름으로 식빵의 양면을 구우면 맛있게 먹을 수 있다. 이 방법이라면 비교적 쉽게 다량의 기름을 섭취할 수 있다.

성장기의 어린이나 사춘기 청소년 등의 경우는 콜레스테롤을 내리는 작용이 있는 기름을 특별히 선택할 필요는 없다. 그러나 역시 리놀산을 많이 포함해서 적어도 콜레스테롤을 올릴 걱정이 없는 식물유를 가능한 한 많이 섭취하도록 유의해야 한다.

또한 운동량이 많아 체력을 소모하는 사람들은 단백질을 충분히 섭취하는 것이 필요하다.

이 단백질을 고기로부터 섭취하게 되면 동물성 지방도 많이 섭취하게 되므로 이와 같은 사람은 동물성 지방과 식물성 지방과의 균형에 대해서 특히 신경쓸 필요가 있다.

지방의 섭취량은 1일에 3500cal 이상 섭취하는 사람은 그 30% 이상, 3000cal의 사람은 25~30%, 2500cal의 사람은 20~25%로 하는 것이 적당하다고 되어 있다.

그리고 섭취하는 지방은 동물성 지방 1에 대해서 식물유 2의 비율로 하는 것이 이상적이라고 생각되고 있다.

버터와 마가린은 어느 쪽이 몸에 더 이로운가

□ 고래 기름 마가린과는 천양지차의 맛과 향기

　마가린이라고 하는 이름을 들었을 뿐으로 얼굴을 찡그리는 세대가 있다. 학교 급식에서 저 악명 높은 고래 기름 마가린을 빵에 발라서 먹은 사람들이다. 쇳내, 맛도 좋지 않다, 때로는 분리해 버려서 외관상으로도 좋지 않은 마가린을 어쩔 수 없이 먹은 세대는 아직도 마가린이라고 들었을 뿐으로 속이 메슥거린다고 한다. 그 정도로 버터라고 들으면 무조건 고마워한다. 그것은 이미 신앙에 가까운 것과 같다.
　버터는 향도 색도 좋고 맛도 순해서 훌륭한 영양 식품임에 틀림없다. 그런데 이 '2장째'라고나 할만한 버터의 그늘에 가려져서 악역과 같은 존재였던 마가린이 착착 실력을 키워서 버터의 대용품이라고 하는 이미지를 면하려고 하고 있다.
　아니, 이미 마가린 예찬의 소리는 전세계에서 팽배하게 일어나고 있다고 해도 좋다. 실제로 심장병이 많은 구미에서는 마가린의 애용자가 늘어나서 마가린의 가격은 버터보다도 높다고 한다.

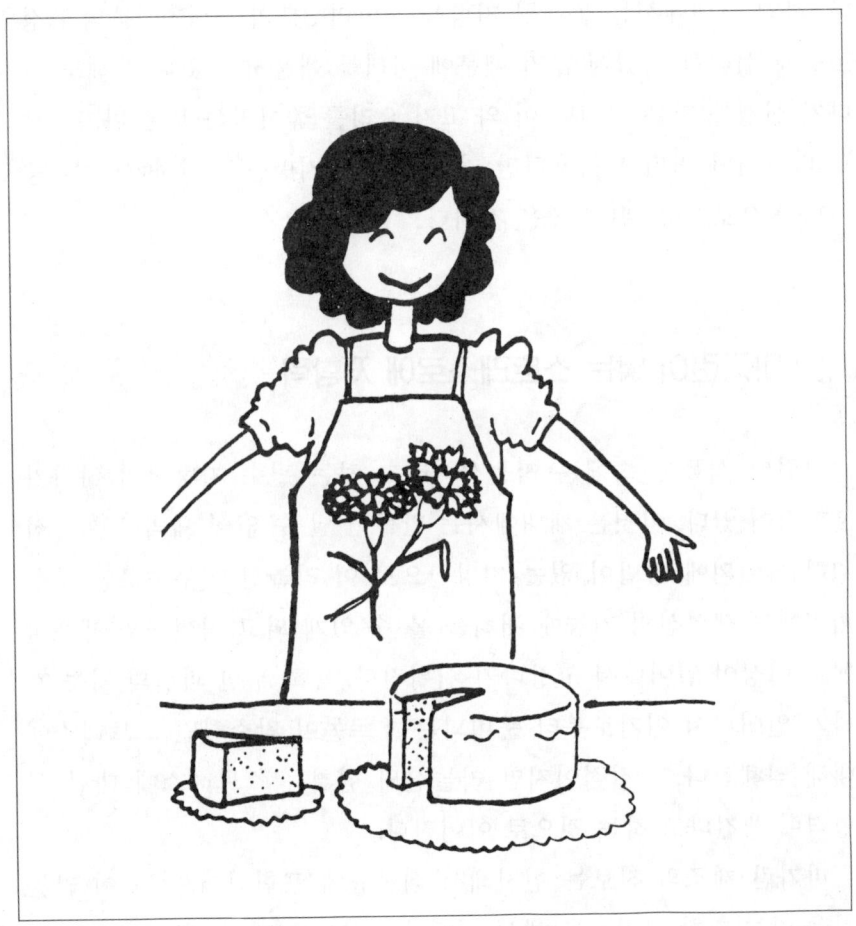

이것은 오늘날의 마가린이 모두 식물성으로 맛도 향기도 한층 좋아졌기 때문에 라고 하는 것뿐 아니다. 무엇보다도 혈청 콜레스테롤을 올리지 않는다고 하는 장점이 크게 부각되어 왔기 때문이다.

버터의 경우 1일에 60g을 섭취하면 1주일 후에는 확실히 3~4할 정도 콜레스테롤이 올라가 버리지만 마가린에는 그 걱정은 전혀 없다. 하긴 국내에서는 동물성 지방을 구미의 3분의 1 내지 4분의 1 정도밖에 섭취하고 있지 않기 때문에 버터를 애용하고 있다고 해도 그다지 신경쓸 일은 없지만 이 외 고기 요리를 좋아하는 분은 마가린으로 바꾸거나 버터를 사용하면 다른 동물성 지방을 삼가하거나 둘 중 어느 쪽으로 하는 편이 좋을 것이다.

□ 마가린이 낳는 스트레스로에 저항력

그런데 식물유 속에는 리놀산이라고 하는 필수 지방산의 하나가 포함되어 있다. 이것은 체내에서는 만들어 낼 수 없어 체외로부터 섭취하는 이외에 방법이 없는 지방산으로 이 리놀산이 부족하면 부신 피질에는 생식선의 기능에 저하를 볼 수 있게 되고 적혈구의 세포막에도 이상이 일어나서 고장나기 쉬워진다. 특히 부신 피질의 기능 저하가 일어나서 여기로부터 분비되는 호르몬이 감소하면 스트레스에 대해 약해진다. 간접적이지만 리놀산의 섭취는 스트레스에 대한 저항력이 생긴다고 하는 것으로 이어진다.

마가린 제조의 진보는 현저해서 식물유에 포함되어 있는 이 리놀산을 가능한 한 남기도록 해서 마가린을 만드는 데에 성공하고 있다.

스트레스가 많은 현대인에게는 이 점에서도 마가린을 권하고 싶다.

그러면 어떤 마가린이 좋으냐고 하는 얘기를 언급해 두자.

우선, 열어 보았을 때에 기름 냄새가 나거나, 불쾌한 냄새가 나거나 했을 때는 그만두는 편이 좋다. 다음에 색인데 선명한 색채의 것이 좋다. 얼룩이 되거나, 흰빛이 돌거나 하고 있는 것 중에는 오래된 것이 많으므로 주의가 필요하다. 또한, 맛상에서 혀에 꺼슬꺼슬한 느낌이 남거나 좀체로 녹지 않거나 하는 것도 양질이라고는 말할 수 없다.

□ 버터를 먹어서는 안 되는 사람도 있다

그런데 조금 전도 서술했듯이 국내에서는 동물성 지방의 섭취 방법은 구미에 비하면 아직 적다. 버터도 1일 평균 1g 정도의 섭취량일 것이다. 따라서 동물성 식품의 섭취량이 적은 농촌에서 큰소리로 '버터보다 마가린을!'라고 외치는 것은 역효과가 될 지도 모른다.

도시인도 버터의 섭취량은 1일 고작 10g이 채 안 될 것이다. 따라서 호텔의 식사 때에 흔히 따라 오는 비이구슬과 같은 둥근 버터에 신경을 쓰는 일도 없을 것이다.

단, 다음에 드는 사람으로 버터를 사용하고 있는 경우는 즉시 마가린으로 바꾸기를 권하고 싶다.

① 심장병, 당뇨병의 걱정이 있는 사람
② 비만 기미의 사람
③ 평소 동물성 지방을 많이 섭취하고 또한, 운동다운 운동을 하고 있지 않는 사람

우리는 현재 1일 평균 약 50g의 지방을 섭취하고 있다. 이 지방의 비율은 동물성 지방이 30g 정도, 식물성 지방이 20g 정도라고 일컬어

지고 있다. 이 비율 자체가 바람직한 것은 아니지만 이 중 동물성 지방의 양이 30g을 넘는 것 같으면 마가린을 사용하는 편이 좋을 것이다. 덧붙이자면, 동물성 지방 30g이라고 하면, 쇠고기의 차돌박이 고기로 약 73.2g, 돼지 고기의 로스로 약 92.3g이다. 동물성 지방과 식물성 지방의 비율은 1대 2가 이상적임을 덧붙여 두자.

중요한 것은 동물성 지방을 포함해서 배불리 먹고 가만히 움직이지 않고 있는 사람이 가장 좋지 않다. 이래서는 성인병으로의 최단 거리를 달리고 있는 것과 같다. 활발히 몸을 움직여서 열량을 태우는 것이 성인병을 예방하는 요령이다. 마가린파도 버터파도 부지런히 운동하는 것을 잊지 않도록.

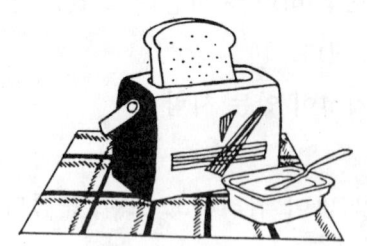

기름을 이렇게 사용하면
다른 식품의 영양가를 배증시켜 준다

□ 기름에 녹아야 비로소 흡수되는 카로틴

　옛날부터 동서양을 불문하고 기름을 사용한 요리는 인간에게 친숙해 왔다. 기름진 맛이 있고 게다가 완전히 조린 것에 비하면 고온에서 조리하기 때문에 조리에 시간이 들지 않는다. 편리하고 맛있는 기름 요리는 우리 나라에서도 튀김을 비롯해 녹미채의 조림, 우엉 무침 등 그리운 맛으로써 친숙해 왔다.
　그런데 별로 알려져 있지 않지만 기름의 중요한 역할의 하나에 식품의 영양 흡수를 돕는다고 하는 것이 있다. 기름에 녹지 않으면 인간의 체내에 흡수되지 않는 영양소가 있기 때문이다.
　이런 양양소들은 일단 기름에 녹고 나서 소화액과 섞는다. 그리고 미세한 입자, 즉 유화액이 되어 장점막으로부터 흡수된다고 하는 형태를 취한다.
　주로 비타민류, 즉 비타민A, 카로틴, 비타민D, 비타민E 등이 이것에 해당한다.

그런데 기름에 녹지 않으면 체내에 흡수되지 않는다고 해도 특별히 신경쓰지 않아도 되는 경우가 있다.

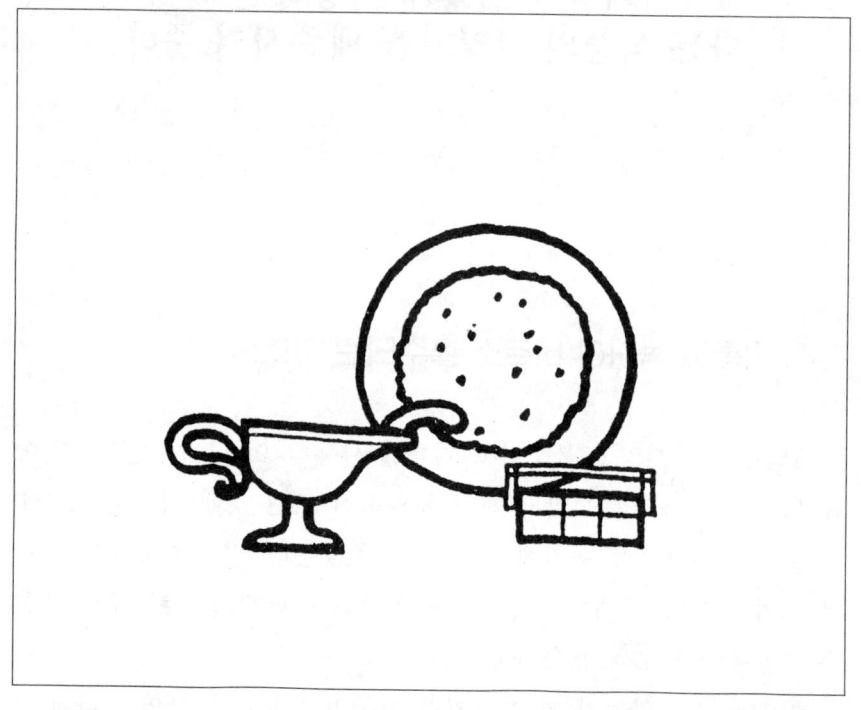

원래 그 비타민이 기름에 녹은 형태로 자연계에 존재하고 있으면 일부러 식품으로써의 섭취 방법을 생각할 필요는 없다.

예를 들어, 비타민 A라면 버터, D라면 정어리, E라면 밀의 배아유라고 하는 식으로 기름에 녹아 있다. 이런 경우는 문제는 없다.

그러나 카로틴만은 예외이다.

이 영양소는 식물성 식품에밖에 포함되어 있지 않기 때문에 반드시 기름과 함께는 존재하고 있지 않다. 그래서 곤란한 것이다.

카로틴이 많이 포함되어 있는 식품은, 예를 들면 시금치, 변종 평지, 무잎, 당근, 호박 등의 녹황 야채이다. 카로틴을 섭취하려고 한다면 이런 녹황색 야채는 기름과 함께 먹어야 한다. 당근이라면 우엉 무침이라고 하는 요리가 생긴 것도 매우 교묘한 생활의 지혜라고 생각된다.

카로틴의 흡수와 기름의 밀접한 관계를 가르쳐 주는 실험이 있기 때문에 소개하자.

카로틴이 포함되어 있는 대표적인 식품 당근을 그대로 둥글게 베어 먹고 혈액 중의 비타민 A 농도를 측정해 보면 거의 늘어나고 있지 않다. 또한 먹는 당근쪽도 대변속에 그대로의 형태로 나오는 경우가 가끔 있어 당근은 소화 흡수되기 어려운 사실을 일목요연하게 알 수 있다.

그래서 당근을 이로 완전히 잘게 씹은 형태가 될 때까지 강판에 갈아줘 본다. 그렇지만 역시 혈액 속의 비타민 A 농도는 전혀 올라가지 않는다.

이 강판에 간 당근에 콩기름이나 참기름이나 뭐든지 좋지만 소량의 기름을 섞어서 먹으면 아주 소량이지만 혈중의 비타민 A 농도는 올라간다. 절대 건강을 유지하는데 충분할 정도로 올라가지는 않지만 어쨌든 올라갔다고 하는 사실은 카로틴이 흡수되어 비타민 A가 되었다고 하는 것을 나타내고 있다.

□ 동물성 단백질도 기름과 함께 필요

여기까지는 카로틴을 체내에 흡수시키는 데에는 기름이 매우 중요하다는 사실에 대해서 언급했다. 그렇지만 역시 그것만으로는 충분치 않다. 기름뿐 아니라 동물성 단백질도 필요하다.

쥐의 실험부터 소개하자.

쥐를 두 그룹으로 나눈다. 한쪽 쥐에게는 동물성 단백질의 먹이로써 우유의 카제인을 주고 또 한쪽에게는 식물성 단백질의 대표로써 밀기울, 즉 소맥의 글루텐(부소)을 준다.

그 다음에 양쪽 그룹의 쥐에게 마찬가지로 기름에 녹인 카로틴을 준다. 일정 기간 후 이 쥐들의 간장 속에 생긴 비타민A를 조사해 보면 ─ .

우유 카제인을 먹은 쥐의 그룹은 간장에 비타민 A가 많이 생겼는데 소맥 글루텐을 먹는 그룹은 우유 그룹에 비해 생긴 비타민A의 양은 훨씬 적었다.

요는 음식의 조합이 될까? 당근과 유부(콩의 단백질은 동물성 단백질과 마찬가지로 본다), 양과 닭고기, 푸른 채소에 까나리 등, 여러 가지 조합해서 기름에 볶아서 먹으면 단백질을 비타민도 칼로리원으로써의 기름도 섭취할 수 있다. 옛날부터의 생활의 지혜를 지금이 되어 재평가하는 생각이다.

□ 카로틴이 많은 무, 당근의 잎

기름과 동물성 단백질을 함께 배합하는 편이 좋은 식품, 즉 카로틴을 포함하는 식품은 당근, 호박, 피망, 푸른 야채류(무잎, 순무잎, 시금치, 변종 평지, 쑥갓 등) 등의 녹황 야채이다.

제5장 기름의 올바른 섭취는 허약체질의 예방과 치료에 특효적이다 · 181

 지금은 유통 과정에서 운반이 불편하고 더구나 비싸게 팔 수 없는 무잎이나 당근잎 등은 산지에서 이미 품절되고 있다. 그런데 이런 부분에야말로 카로틴이 가득 포함되어 있음을 다시 한번 재평가 하는 것은 어떨까?

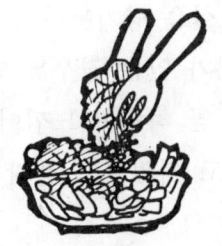

오래된 기름, 나쁜 기름은 건강을 해치고 생명까지도 위협한다

□ 기름은 매우 썩기 쉽다

아무래도 우리의 머릿속에서는 무엇이 썩는다고 하면 곰팡이가 생긴 때 등과 같이 붉고 푸른 반점이 생긴다거나, 생선묵이 섞은 경우와 같이 끈적끈적해서 실을 당기듯이 된다거나 이취를 느끼게 된다거나 특히 확실한 변화가 있는 경우를 연상하는 듯하다. 그 때문에 기름이 썩는다고 해도 곧 척하고 느낌이 오는 사람은 적다. 그리고 상당히 썩은 기름이라도 썩었다고 생각하지 않고 이용하는 경우가 많은 듯하다.

그런데 예전에 튀김을 먹고 죽은 이가 있었다고 한다. 이것도 현재와 같이 기름이 썩으면 맹독을 내보내는 것, 그리고 기름이 썩으면 어떤 부화가 있는지를 알고만 있으면 목숨을 잃지 않아도 될 지도 모른다.

사실은 기름이라고 하는 것은 매우 불안정한 물질로 항상 산소의 공격에 시달리고 있다. 이 산소의 작용으로 산화되었을 경우도 어느 정도까지는 기름도 참을 수 있기 때문에 갑자기 썩는 것은 아니지만 이 한계점을 넘으면 산화는 급속히 진행하게 된다. 이 산화의 양식을 모식적으로 그려 보면 아래의 그림과 같이 나타낼 수 있다. 기름이 어느 정도 산화에 대해서 견딜 수 있다고 하는 것은 이 그림에서 나타나 있는 유도기를 말한다. 유도기에서는 산화유의 생성은 억제되고 있지만 유도기를 지난(A점) 것에서는 산화유 생성량이 급증한다.

□ 기름의 산화를 재촉하는 3요소

일반적으로 시판되고 있는 식용 유지 혹은 유지 가공 식품에서는 천연 혹은 화학적인 산화에 대해서 저항성을 가진 항산화제라고 불리는 물질이 미량 첨가되어 있어 이 유도기가 길어지도록 연구되어 있다.

그럼, 그와 같이 연구되어 있는 식용 유지라고 하는 것은 어느 정도까지 안전하게 먹을 수 있느냐고 하는 문제에 대해서 생각해야 할 것이다.

이 점을 생각하기 위해서는 기름이 산소의 공격을 받아 시다리고 있다고 썼지만 이 공격을 가속하는 것이 있는지 어떤지를 생각해야 한다. 가능한 한 기름이 썩지 않도록 하기 위해서는 기름을 산화시키는 요소를 알고 그 대응책을 생각하는 것이 필요하기 때문이다. 옛날부터 흔히 적을 알고 대책을 세우는 것이 전쟁의 요결이다 라고 한다.

당연한 얘기지만 산소에 의해 산화가 진행하기 때문에 산소가 없는 상태로 해 두면 산화는 진행하지 않을 것이다. 실제 그대로로 무산소 상태에서 보존했을 경우에는 거의 산화는 일어나지 않는다. 이것은 가정에서 기름을 이용하여 조리했을 경우에는 나머지 기름을 곧 청결한 입이 작은 병 등으로 옮겨서 밀폐해 두었을 경우와 튀김냄비 등과 같이 표면적이 커서 공기에 닿는 부분이 많은 것에 그대로 방치했을 경우를 비교해 보면 전자쪽이 훨씬 산화는 느려진다.

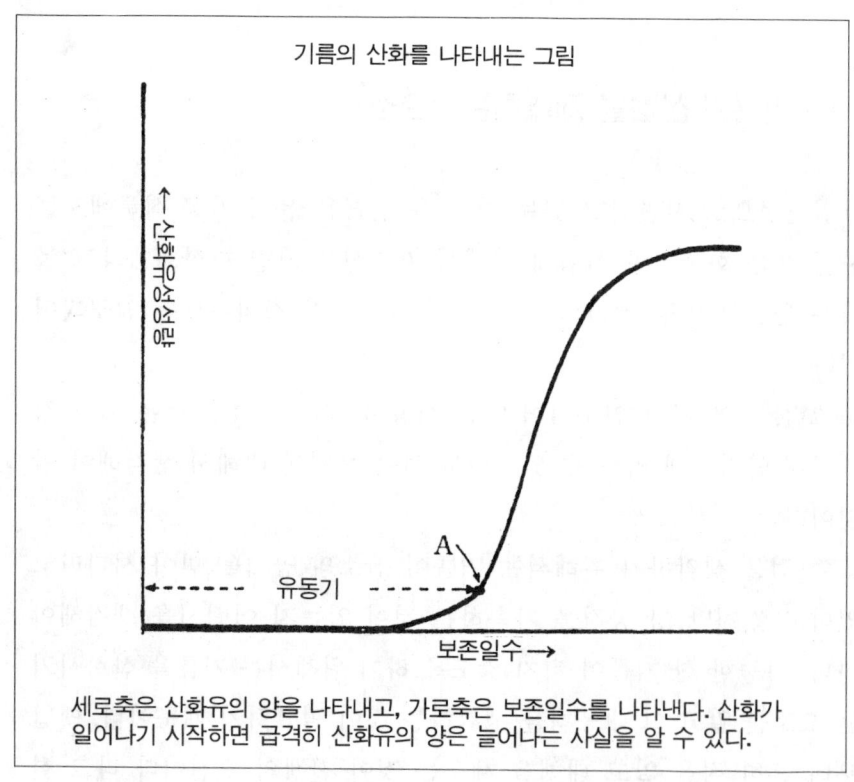

세로축은 산화유의 양을 나타내고, 가로축은 보존일수를 나타낸다. 산화가 일어나기 시작하면 급격히 산화유의 양은 늘어나는 사실을 알 수 있다.

또한 산화 현상도 하나의 화학 반응이기 때문에 온도가 높을수록 유도기는 짧아진다. 앞에 서술한 튀김 냄비 등에 기름을 넣은 채 가스렌지 위 등에 이 냄비를 놓아 두면 표면적이 크기 때문에 산화되기 쉬운데다가 옆에서 조림 등을 하고 있으면 이 여열로 인해서도 기름의 온도는 올라가서 유도기는 더욱 짧아진다.

산화를 촉진하는 다음의 인자는 빛이다. 막기 위해서는 사용하고 남은 기름이라든가 아직 사용하지 않는 것이라도 일단 용기를 열면 가능한 한 냉장고와 같은 찬 햇빛이 닿지 않는 곳에 보존해 두는 것이 필요하다.

이 산소, 열, 빛의 3가지가 산화를 촉진하는 3대 요소이다. 이것들에 대해서 잘 배려하여 기름이 썩지 않도록 할 필요가 있지만 사용한 기름의 경우 이 기름에 녹는 물질도 산화를 촉진하는 경우가 많은 것 같다.

이 때문에 튀김을 하는 경우 쇠그물을 이용해서 부유하고 있는 튀김 찌꺼기와 같은 것을 부지런히 퍼올려 항상 기름을 깨끗이 해 두는 것이 필요하다.

흔히 기름 용기를 열고 나서 몇 일 정도까지는 괜찮을까 라고 물어온다. 그러나 이 정도 어려운 질문은 없다. 보존 상태가 나쁘면 1주일에 쓸모 없어지고 제대로 3대 요소에 의해 기름이 공격받지 않도록 연구해서 보존하고 있으면 2개월이나 3개월이나 산화되지 않고 보존되고 있는 경우도 있을 수 있다.

그러나 어떻게 연구해서 보존해도 1년이나 2년이나 보존할 수 있는 것은 아니다. 역시, 아무리 잘 보존했다고 해도 가정에서의 보존에는 한도가 있어 반년 이상은 어려울 것이다.

단, 앞에도 서술했듯이 연구하면 유도기를 연장하는 것은 가능하다.

□ 싫은 냄새의 기름은 요주의!

보통, 산화유의 생성량을 나타내는 지표로써 유지 1kg당의 산화유량으로 과산화물가라고 부르는 것이 있다. 이 수치가 큰 것일수록 썩은 기름이라고 할 수 있다. 흔히 신문 등에 보도되는 인스턴트 라면 중독 사건 때에는 남겨진 라면을 이용해서 분석해 보면 이 수치가 약 1000 정도의 것도 발견되고 있다. 보통, 이 수치가 100을 넘으면 독성이 나온다고 하기 때문에 이와 같은 1000이라고 하는 수치는 유별난 것임이 이해될 것이다.

최근에서는 이와 같은 중독 사건에 비추어 보아 보사부는 라면에 대해서 과산화물가 30 이상의 것은 시판해서는 안 된다고 규제하고 있을 정도이다. 튀김 과자라든가 피너츠 제품과 같은 것에 대해서도 이 수치에 대해서는 50을 넘는 것은 시판할 수 없게 되어 있다.

실제, 후각이 매우 예민한 사람은 이 수치가 20 정도가 되면 냄새를 느끼고 맛이 나빠진다고 한다. 이 냄새 ── 전문적으로는 산패취라고 불리고 있다 ── 는 산화와 함께 발생하는 것이지만 이 냄새를 모르고 썩은 유지 제품을 먹고 있는 사람이 많은 것 같다. 유명한 요리점 등에서도 때로는 이 산패취가 나오고 있는 포테토칩이나 버터 피너츠를 간단한 안주로써 받고 질리는 경우가 있다. 우리는 일반적으로 이 냄새를 모르기 때문에 이와 같은 일이 일어나는 것 같다.

유지에 의한 식중독 사건을 일으키지 않기 위해서도 이 냄새를 기억해 두는 것이 필요할 것이다. 극도로 산화했을 경우에는 지우산 냄새라고 하는 냄새가 난다. 이것은 새롭게 구입한 지우산을 처음 사용할 때 나는 냄새이다. 그러나 이것은 극단적으로 산화되었을 때의 냄새로 이것보다도 더욱 전 단계의 냄새를 기억할 필요가 있다.
 이것을 위해서는 넓적한 접시에 식용유를 20~30mℓ 리터 정도 넣고 은박지로 감싼 후, 햇빛이 잘 드는 장소에 놓아 둔다. 이 기름이 냄새를 1주일, 2주일로 1주일마다 맡아서 어떤 냄새가 나는지를 조사해 본다. 차츰 싫은 냄새를 느끼게 될 것이다. 이 냄새를 잘 기억해 두고 유지 제품을 먹을 때에 같은 냄새가 나는지 어떤지를 검토해서 괜찮다고 하는 것을 확신할 수 있어야 비로소 먹는 것이 중독으로부터 면할 수 있기 위한 최소한의 필요한 태도일 것이다.

□ 산화유를 먹으면 천하장사라도 죽는다

 이와 같은 산화유를 먹었을 때 어떤 증상이 나타나는지를 산화의 정도, 먹는 양에 따라서도 다르지만 쥐 등을 이용해서 실험해 보면 일반적으로 흔히 볼 수 있는 점은 성장이 늦는 것이리라. 또한 산화가 진화한 기름을 장기에 걸쳐서 주고 있으면 간장 및 신장의 비대를 볼 수 있다. 또한 이상하게도 이와 같은 기름을 먹여 두면 쥐에서는 물을 다량으로 마시게 된다. 아마 이것은 배설 때문일 것이다. 또한, 격렬한 설사가 일어나고 마침내는 사망한다.
 인간의 경우에도 잘 알려져 있는 현상은 설사 및 구토를 간장에는 간장변을 볼 수 있다.
 마지막으로 정리해 보면, 우선 식용유는 썩기 쉬운 것이라는 점. 따라서 공기를 차단하고 닿지 않도록 차고 어두운 곳에 보존하는 것이 필요하다. 또한, 너무나도 기름을 중요시하고 소중히 여기고 있으면 산화유를 먹을 위험이 있으므로 오래된 기름은 비누로라도 해서 식용 이외의 용도에 이용하고 식용에는 가능한 한 새로운 것을 이용하도록 유의하는 것이 건강을 위해서는 필요할 것이다.

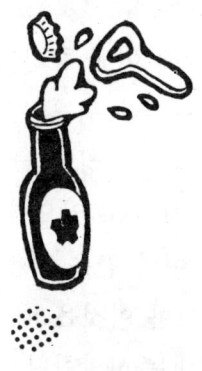

제 6 장

야채와 과일은 허약체질을 건강한 체질로 바꾸어 준다

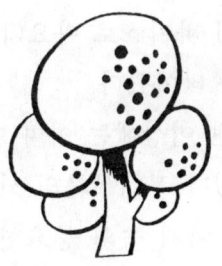

허약 체질 예방과 치료에 크게 도움되는
야채의 섭취 방법

□ 야채의 효용에는 2가지가 있다

 젊은 여성들 사이에서 최근 사라다가 대인기이다. 여기 저기에 사라다숍이 생겨서 수북한 사라다를 눈 앞에 둔 여러 아가씨는 이거야말로 미용과 건강에 최고의 음식이라고 믿고 있는 표정을 하고 있다.
 가정에도 유행의 파도는 밀려와서 저녁 식탁에도 푸성귀 잎의 조림이나 시금치 무침 대신에 바야흐로 마요네즈를 뿌린 색이 엷은 서양 야채가 등장하는 경우가 많아졌다.
 이렇게 생야채를 먹게 된 이상에는 아마 야채로부터의 영양 섭취량도 충분할 것임에 틀림없다고 대부분의 사람은 생각할 것이다. 그런데 사실은 그렇지 않다. 야채 속의 중요한 영양소의 섭취 방법을 보면 근년 그것은 오히려 줄어들고 있다.
 어째서 이렇게 되었는지, 어떻게 하면 좋은지, 확실히 하기 위해 야채를 조금 영양학적으로 살펴 보기로 하자.
 그런데 우리들이 야채를 먹는다고 하는 데에는 2가지의 목적이 있다.

하나는 식욕 증진이다. 예를 들면, 오이에는 아무런 양양소도 포함되어 있지 않지만 오이를 먹으면 저 풋내나는 오이 알콜의 향이 상쾌한 맛으로서 느껴져 식욕을 자아낸다. 흔히 '오이의 조림으로 공기밥을 1공기 더 먹는다' 등이라고 하는 것도 이와 같은 효과가 있기 때문일 것이다.

[표1] 담색 야채와 녹황색 야채

	야 채 명
녹황색야채	무 양파 토마토　　흔히 사용되는 담색야채 양배추 오이 배추 미나리, 아스파라거스(백), 땅두릅, 가지, 풋콩, 오크라, 순무, 그린피스, 쇠귀나물, 우엉, 꼬투리 완두, 생강, 잠두, 월과(날 것), 토란 줄기, 죽순(날 것), 동아, 옥수수, 마늘, 파, 스무날 무, 컬리플라워, 머위, 양하, 싹양배추, 콩나무, 나리 뿌리, 연근, 고추냉이, 고비(날 것), 고사리(날 것), 여주, 머위의 어린 꽃 줄기
담색야채	당근 시금치　　잘 사용되는 녹황색 야채 피망 변종 평지 호박 브로콜리, 순무잎, 개채, 변종 배추, 배추, 차조기 잎, 쑥갓, 무잎, 솎은 키나, 국자 배추, 변종 갓(날 것), 고추(날 것), 잎 고추, 변종 유채, 부추, 파세리, 파드득 나물, 골파, 샐러리, 아스파라거스(녹), 뱅밥, 번행초, 냉이, 쑥 부쟁이, 쑥, 머위 잎, 민들레

이 외에도 생강, 땅두릅, 토마토 등 향을 즐기는 야채는 많다. 또한 토마토의 붉은 색, 오이의 녹색, 차조기의 자색, 땅두릅의 흰색 등은 식탁에 색채를 곁들여서 시각적으로도 식욕을 자극한다.

야채를 먹는 또 하나의 목적은 뭐니뭐니해도 영양이다. 야채 속의 선유(線維)가 장관(腸管)의 연동 작용을 자극해서 배설을 촉진하는 효과도 이 속에는 포함되어 있다. 이 작용이 영양상 중요하다는 사실을 잘 알 수 있는 실험을 한 가지 소개하자.

쥐에게 보통의 곡물이나 고기를 주고 있을 때에는 야채가 없어도 건전하게 자란다. 그런데 최근의 사육 방법에서는 설탕, 카제인(치즈의 성분), 라아드, 비타민, 무기질 등 정제한 영양원만을 준다.

이 방법에서는 사육 개시와 약 1주일에 쥐는 심한 변비에 걸려서 복부가 팽팽해져 죽어 버린다. 그런데 선유소 약 1%를 사료에 넣어 두면 이와 같은 현상은 일어나지 않는다. 배변을 위해서 선유소가 얼마나 중요한지를 알 수 있다. 변비에 걸려 있을 때 좀 더 야채를 많이 섭취하도록 의사가 권하는 것은 이런 의도가 있기 때문이다.

또한, 야채는 비타민이나 무기질의 중요한 공급원이다. 비타민 중에서는 비타민 C, E, 엽산(葉酸) 등이 포함되어 있는 외에 체내에서 비타민으로 전환되는 프로제타민으로써 비타민 A가 되는 카로틴이 포함되어 있다.

□ 유효 성분이 많은 야채의 섭취 방법은 의외로 적다

야채는 영양의 점에서 녹황색 야채와 담색 야채로 나누어진다. 녹황색 야채는 비타민 A의 공급원이 되는 카로틴이 많은 것, 담색 야채는 카로틴 함유량이 적은 것으로 영양조사에서는 [표1]과 같이 분류하고 있다.

외관이 녹색이라면 모두 녹황색 야채라고 하는 의미는 아니다. 오이 등은 껍질이 녹색이라도 카로틴은 적기 때문에 담색 야채에 포함되어 있다.

이 양쪽을 우리는 어느 정도 섭취하고 있는지 살펴 보자. 녹황색 야채가 보합 혹은 감소의 경향에 있는데 대해 담색 야채는 근년 대폭으로 증가하고 있다. 일시적인 현상으로 녹황색 야채가 증가하고 있는 것은 다른 때보다 녹황색 야채의 섭취가 뛰어나게 많은 사람들이 있기 때문일 것이다.

실제로 최근의 야채 섭취 방법은 레터스, 양배추로 대표되는 서양 야채 혹은 오이, 가지, 토마토 등의 여름 야채나 배추, 무 등 담색 야채에 편중되어 있다. 그리고 시금치, 쑥갓, 변종 평지와 같은 녹색 야채를 별로 섭취하지 않게 되고 있다.

채소 절임도 주로 담황색 야채가 사용되고 있기 때문에 이것을 담색 쪽에 첨가하면 담색 야채의 184g에 대해서 녹황색 야채는 단 52g으로 약 3.5배의 차이가 생긴다.

이 언밸런스를 영양상으로 조금 더 자세히 살펴 보자. 우선 조사된 야채 소비 비율을 다음에 나타내둔다(숫자는 %).

〈녹황색 야채〉
시금치   52.0
피망   6.7
호박   13.3

당근　　　　　28.0
　　　　　　　(계 100)

〈담색 야채〉
배추　　　　　13.4
양배추　　　　11.5
오이　　　　　10.6
가지　　　　　6.1
수박　　　　　5.7
무　　　　　　25.3
긴 파　　　　 4.7
양파　　　　　9.2
꼬투리 완두　 2.5
우엉　　　　　3.7
토마토　　　　7.3
　　　　　　　(계 100)

그리고 이 야채 소비 비율로부터 어느 정도의 영양을 섭취할 수 있는지를 영양소별로 계산한 것이 [표2]이다. 이것을 보면 담색 야체에 비해서 녹황색 야채는 비타민 A가 5배, 철분이 5배, 비타민 C가 2배강이라고 하는 높은 영양가를 갖고 있다.

같은 야채를 먹고 있어도 담색 야채로부터는 별로 비타민이나 미네랄, 철분은 얻을 수 없는 것이 사실이다. 녹황색 야채 쪽이 영양학적으로 우수하다. 즉, 유효한 야채라는 사실을 잘 알고 있을 것이라고 생각한다.

몇 년 전의 영양조사에서는 비타민 A가 기준량의 80%밖에 섭취되고 있지 않는 점이 지적되고 있다. 또한 젊은 여성에게 철결핍성 빈혈이 많은 사실도 분명해지고 있다. 바야흐로 야채의 먹는 법에 대해서 재검토할 필요가 있는 게 아닐까?

[표3] 영양소의 비교

	녹황색 야채	담황색 야채
칼로리	38cal	26cal
단 백	2.2g	1.3g
지 방	0.3g	0.1g
탄수화물	6.9g	4.8g
칼 슘	67.0mg	32.0mg
나트륨	31.0mg	33.0mg
철	2.0mg	0.4mg
비타민 A	1782I.U.	34I.U.
비타민 B_1	0.09mg	0.06mg
비타민 B_2	6.18mg	0.04mg
니코틴 산	0.9mg	0.3mg
니코틴 C	63mg	25mg

(단 I.U.는 국제단위)

　영양연구자의 모임이 정리한 '국민 건강의 위기 극복 —— 미래를 목표로 하는 식생활' 중에서는 적어도 근년에는 녹황색 야채와 담색 야채의 섭취 비율을 1대 1로 하는 것이 바람직하다고 하고 있다.
　철분 및 비타민 A 등의 영양소의 공급원으로서의 녹황색 야채의 재평가와 함께 '사라다 문화'에 대한 '나물무침문화'의 재평가가 좁혀지고 있다고 말할 수 있을 것이다.

계절에 따른
야채의 의학적 효과

□ 계절별로 야채를 이용하면 건강 증진에 도움된다

 항상 건강하게 살고 싶다고 하는 것은 누구나가 갖는 자연의 바램이지만 가족들, 모든 사람들이 건강한 매일을 보내고 있다고는 할 수 없다. 오히려 반대의 입장을 안고 있는 사람쪽이 많다고 하는 것이 현대 생활의 실태이다.
 건강 증진을 위해서는 여러 가지 방법과 수단이 강구되고 많은 사람들이 실행하고 있지만 그 중에는 어려운 것이나 인내력, 강한 의지가 요구되는 것이 있어서 오히려 지속하기 어려우므로 소위 작심삼일로 끝나는 경우가 너무 많다고 하는 점도 존재한다.
 그러나 생명 유지에 빼 놓을 수 없는 음식을 이용해서 조금이라도 건강 유지, 증진에 유용하게 쓸 수 있다면 그 편이 훨씬 좋은 것은 말할 필요도 없다.
 더구나 날마다 극히 당연하게 상 위에 올라오는 주변 야채 중에도 그와 같은 효과가 큰 것이 적지 않게 포함되어 있게 되면 그것들을 이용하지 않을 수는 없을 것이라고 생각한다.

그래서 평소 아무렇지 않게 사용하고 있는 사계절의 야채 중, 특히 효과가 큰 것을 이하 하나 하나 들어 보고 싶다고 생각한다.

□ 허약체질에 도움되는 봄 야채의 종류

파세리

옛날에는 네덜란드 파세리라든가 주름 미나리 등으로 부르고 있던 지중해 연안 원산의 2년초인데 우리 나라에는 관상용으로써 도래한 것이지만 구주에서는 옛날부터 식용으로 제공되고 있었다.

전초(全草)에 아피오일이 포함되기 때문에 키니네 대용으로 이용된 시대가 있었다고 해서 말리리아의 치료나 통경약으로 한 것 같다.

또한 아피인이나 정유가 포함되어 전초 특유의 향기를 갖기 때문에 식욕 증진, 건위 정장, 위통에도 효과가 있다.

칼로리는 100g당 50칼로리로 많고 단백질 4g, 지질 1.2g, 당질 8g, 선유 2g, 회분 2.6g이고 칼슘 200mg, 인 6.5mg, 철 9mg을 포함한다. 비타민은 A효력 2000I·U(국제단위), B_1 0.2mg, B_2 0.2mg, 니코틴산 1.6mg, 200mg 남짓 있어 건강 유지에 좀더 이용하고 싶은 것이지만 모처럼 곁들임 야채로 나와도 대개 접시 구석에 뚝 떨어지는 운명에 놓여 있는 것이 실상이다. 뭔가 남기는 것이 에티켓이라든가 고급스런 식사법이라고 오해하고 있는 게 아닐까?

그 외 감기를 치료하고 신체를 따뜻하게 하기 때문에 스프, 사라다, 소스 등에 잘게 썰어 넣거나 튀김으로 하거나 술에 담그거나 해서 자꾸 자꾸 이용할 것을 권하고 싶다.

머위

산채로써 누구나 모르는 사람도 없는 머위도 최근에는 재배가 한창 이루어져서 마침내 야채 속에 포함되어 버렸다.

꽃줄기는 소위 어린 꽃줄기로 잎과는 별도로 나와서 특유의 향과 쓴 맛이 있지만 이것은 일종의 정유와 알카로이드에 의한 것으로 기침 멈춤약 효과가 크고 건위 작용도 강하기 때문에 시판약도 생겨 있다.

잎자리도 여러 가지로 조리해서 먹을 수 있지만 건위 정장 작용이 있는 외에 식욕 증진, 진정 효과도 인정되고 있다. 더구나 매우 비슷한 털머위도 어린 잎자루를 식용으로 하지만 같은 효과가 있다.

아스파라거스

남부 원산으로 기원전 100년경에는 이미 재배되고 있었지만 국내에 도래한 것은 지금으로부터 200년이 채 안 되는 점으로 볼 수 있으며 처음은 정원에 심어서 오로지 관상에 이용되고 있었다. 그 후, 먹을 수 있는 사실을 알고 야채로서의 재배에 성공했다.

어린 줄기는 굵고, 약간 다육질로 보통은 연백해서 식용으로 하지만 연백하지 않고 이용하는 품종(그린 아스파라거스)도 있다.

성분으로서는 아프사라긴, 만난, 콜린, 알기닌, 카로틴, 비타민 B_2, C 등이 많아 이뇨, 강장, 노화 방지 등에 효과가 있다. 더구나 연백한 것이나 통조림으로 된 것은 카로틴이 거의 없어지기 때문에 A 효력은 기대할 수 없다.

레터스

원시적인 품종은 쓴 맛과 회분이 많고 잎이 감겨 있지 않는 모습의 것이었다.

지금의 레터스는 양상추라고 하는 것을 개량한 것으로 가볍게 말아서 양배추와 같이 중심부는 연백되어 백색 내지 담황 녹색을 띠고 있다. 맛도 더욱 생식용이 되고 있지만 영양적으로 보면 유감스럽게 담백화해 버리고 있다.

가장 좋은 것은 옛날부터 있는 감상추로 거의 심지는 감지 않고 줄기가 뻗음에 따라서 밑에서부터 잎을 제거하고 사용하는 종류로 잎에 주름이 있는 것이 특징이다.

이것은 100g당의 단백질 1.5g, 지질 0.32g, 당질 2.8g, 선유 0.5g, 1g 내외로, 비타민은 A효력 900~1800I.U.(평균 1400I.U.), B_1 0.3mg, B_2 0.1mg, 니코틴산 0.9mg, C15mg이 포함되고 있다.

양상추라고 하는 보통의 상추는 A효력 600I.U. 전후로 반간함다.

레터스는 A효력 100 이하로 연백부는 거의 없고, C도 3분의 1 정도로 줄고 있기 때문에 가능한 한 녹엽부가 많은 것을 선택하도록 하기 바란다.

약호로써 기대할 수 있는 것은 건위 정장 작용으로 특히 위약, 가슴앓이에 좋다. 또한 열이 있는 환자가 식욕이 없을 때에는 해열 효과와 식욕 증진에 도움이 될 수 있는 사실이 알려지고 있다.

더구나 용설채는 닭의 먹이로써 흔히 재배되고 있지만 상추에 가까운 류로 약효는 더욱 강하기 때문에 이용하면 좋다.

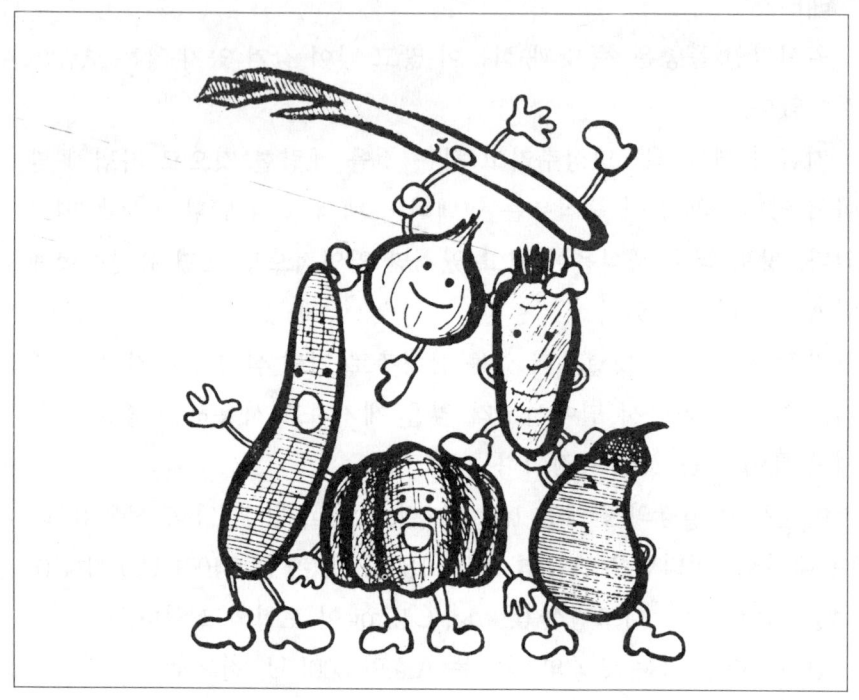

피망

매운 맛이 없는 고추의 일종으로 미국에서 개량된 고추를 더욱 개량한 피망의 대형의 것이지만 원래는 남미 원산의 보통 고추와 동종이다. 우리 나라에는 미국으로부터 도래하고 있었지만 예전에는 백화점에서 한결같이 외국인 상대로 팔리고 있었던 것에 불과했다.

성분으로서는 베타인, 아데닌, 콜린 등의 알카로이드와 카로티노이드 수 종이 있지만 일반 성분에는 그다지 볼 만한 것이 없다. 그러나 완숙해서 붉은 색이 되면 비타민 C 등은 상당히 늘어난다. 또한 잎에는 카로틴이 1만 I.U.로 10배의 함량이 있다.

약효는 식욕 증진, 정장, 강장, 피로 회복 등이 인정되고 있다.

(각 야채의 성분량은 야채 100g 속에 포함되는 수량이다)

□ 허약체질 예방에 도움되는 여름의 야채의 종류

토마토

온실이나 난지의 비닐 하우스 등에서 재배하기 때문에 지금은 1년 내내 출하하고 있지만 여름의 노지재배의 것이 영양적으로는 가장 좋다.

성분은 구연산을 주로 한 산이 100g 중 0.6g, 자당 등의 당질 7g, 섬유 0.5g, 회분 0.6g으로 영양가는 낮지만 비타민류가 많고 A효력(카로틴이 비타민A로서 작용하는 양)은 500I.U., B_1 0.12mg, B_2 02mg, C22~44mg에 이른다. 회분은 인이 20mg이고 칼륨은 17mg. 또한 플라본 배당체의 토마틴은 폐나 질에 번식하는 칸디다균에 대해서 강한 발육 억지 작용이 있기 때문에 약품으로서 추출하는 연구가 진행되고 있다.

러브애플이라는 이름이 붙여졌듯이 미약(媚藥)이 된다. 이것은 사실이 아니지만 정혈 작용이 현저하고 지방분의 소화를 도와 정장 효과도 인정되고 있기 때문에 위장이 약해서 소화불량 기미의 사람에게는 좋은 식품으로써 권하고 싶다.

그러나 잎을 달여서 마시면 고혈압증이 경감되고 두통이 치료된다고 알려지고 있지만 이 효과가 있는지 어떤지는 의심스럽다.

꼬투리 풋콩(대두)

중국 대륙 원산의 1년초로 원종은 국내에도 야생하고 있는 덩굴콩이라고 볼 수 있지만 품종이 1000종을 넘을만큼 많기 때문에 어느 타입의 덩굴콩이 모종이 되었는지는 전혀 모르고 있다.

그러나 익은 종자는 주요한 곡물로서 수없이 이용되고 있는 사실은 잘 알려져 있는 대로이다.

국내에도 옛날부터 도래해서 재배되고 있지만 언제 들어왔는지는 잘 모른다.

완숙하기 전에 수확한 꼬투리 풋콩은 일반 성분으로서 단백질 5g, 지질 3.8g, 당질 11.6g, 섬유 1.6g이 포함되고 회분은 1.9g이고 칼슘 98mg, 나트륨 6mg, 인 220mg, 철 3mg 내외를 포함한다. 비타민은 카로틴 450I.U.(A 효력 150I.U.), B_1 33mg, B_2 0.08mg, 니코틴산 2.4mg, C 51mg으로 되어 있다.

그 외 칼륨, 사포닌양배당체 등도 포함되고 있고 더구나 육류에 비해 동맥 경화를 일으키지 않고 반대로 콜레스테롤을 녹이는 작용을 갖고 있기 때문에 고혈압증, 심장병, 비만, 동맥 경화증으로 고생하고 있는 사람은 고기 대신에 먹으면 된다. 단, 딱딱하게 삶은 것은 소화가 약간 나쁘기 때문에 위장이 약한 사람은 푹 삶아서 이용하기 바란다.

최근 발표에서는 소이사포닌이 갑상선을 자극해서 바세도우씨병이나 암이 될 가능성이 있다고 하지만 체질적으로 보면 체내에 요오드분을 갖고 있기 때문에 큰 걱정은 필요없다고 생각한다. 그러나 걱정이 된다면 날마다 요오드분이 많은 갈색의 해조(미역, 다시마, 녹미채 등)을 섭취하도록 유의하고 있으면 된다.

호박

재래종과 서양종으로 크게 나누어지지만 원산지는 모두 미국 대륙이다.

서양종에는 밤호박과 잡호박이 포함되지만 혼란을 피하기 위해 서양 호박이라고 하지 않고 밤호박이라는 이름을 사용하는 편이 좋다. 이것은 남미 산지 원산으로 19세기 중반에 미국으로부터 종자가 수입되어 한랭지에서 재배되고 있는 것이다.

잡호박에도 식용에 적합한 것이 있지만 대부분은 관상용으로 식용 가치는 낮다.

약효로서는 당뇨병에 좋고 간장 질환이 있는 사람의 보건식으로서 적합하다. 종자는 혈압을 정상화하고 강장 효과도 있으며 미용, 노화 방지, 최유(催乳), 전립선 비대 예방 등에도 이용되지만 이것에는 완숙한 것을 볶아서 상식을 계속할 필요가 있다.

일반 성분으로서는, 밤호박은 칼로리가 70칼로리, 단백질 2.2g, 지질 0.5g, 당질 15g, 선유 1.3g, 회분 0.6g으로 칼슘 57mg, 인 56mg, 철 0.5mg을 포함한다. 비타민은 카로틴 5100I.U.(A 효력 1700I.U.), B_1 0.13mg, B_2 0.05mg, 니코틴산 1mg이 포함되어 있다. 또한, C는 15~20mg이지만 파괴 효소 아스콜비나아제가 존재하기 때문에 이용할 수 없다. 재래종은 이것보다 전반적으로 약간 낮은 수치를 보이고 특히 카로틴은 5분의 1이하 밖에 포함되어 있지 않다.

옥수수

콜럼부스가 대륙 발견에 즈음해서 서인도 제도에서 실견한 기록이 있지만 유사 이전부터 만들어지고 있었던 것은 틀림없고 발상지는 멕시코 중남부의 고원으로 보아도 무방한 증거가 있다. 국내에 도래한 것은 1600년 이후로 추산되고 있다.

야채로서 사용하는 미숙과(未熟果)의 일반 성분은 칼로리 132cal, 단백질 4.1g, 지질 2.1g, 당질 23.3g, 선유 1.1g, 회분 0.7g으로 칼슘 5mg, 나트륨 1mg, 인 136mg, 철 1mg 내외를 포함하고 있다. 비타민은 카로틴 약간, B_1 0.06mg, B_2 0.12mg, 니코틴산 1.4mg, C 7mg이 되고 있지만 품종이나 익는 법에 따른 변동은 크다.

그 외에 비타민 A 대신이 되는 제아키산틴, 호르데닌, 제아사포게닌 등도 포함되어 있기 때문에 오히려 오색 야채에 가까운 효과가 있다.

또한 건조한 심은 달여서 마시면 이뇨 작용이 있고 위통을 치료하여 건위 정장에 유용하다. 꽃기둥(소위 털)을 말려서 달인 것은 옛날부터 당뇨병, 부종, 각기병, 신장병의 경우에 이뇨를 목적으로 사용되고 한방에서는 남만모라고 불리고 있다.

감자

감자의 결점은 저장 중에 발아하는 것으로 2~4개월을 지난 후 기온이 올라가면 곧 싹을 낸다. 그러나 저온고에 저장하거나 사과나 서양배와 함께 밀폐해서 저장하면 잠시 발아하지 않는 재미있는 성질이 알려져 있다.

상식하고 있으면 위궤양, 십이지장궤양, 알레르기 체질, 유유아(乳幼兒)의 소화불량 등을 치료하고 고혈압이나 설사에도 잘 듣는다고 한다.

색, 모양, 크기 등은 품종에 따라 다르지만 일반 성분에서는 약

20%의 전분을 포함하는 것이 현저한 특징으로 단백질 2.2g, 전분 이외의 당질 1.2g, 선유 0.4g, 회분 0.9g으로 칼슘은 5mg, 나트륨 14mg, 인 42mg, 철 0.5mg을 포함하고 있다. 비타민은 B_1 0.1mg, B_2 0.03mg, 니코틴산 1mg, C 21mg이 포함되고 칼로리는 80cal로 되어 있다. 다른 성분으로서는 솔라닌이 발아한 싹이나 녹색부에 많아 다식하면 설사, 위장 장해, 마비 등의 중독 증상을 일으킨다.

가지

국내에는 1200년 남짓 전에 중국으로부터 도래한 것으로 알려지고 있지만 우리의 기호에 맞았기 때문에 여름철에 있어서 중요한 야채로서 순식간에 전국에 퍼져서 충분히 비료를 주면 서리가 내리는 것을 볼 때까지 수확할 수 있는 편리함과 어울려서 오이와 함께 나물 무침에 빼 놓을 수 없는 식품이 되었다.

혈관을 강하게 해서 모세혈관으로부터의 출혈을 막고 상기를 식히는 효과가 있기 때문에 고혈압 기미의 사람에게는 좋은 특효 작용을 나타낸다. 나물 무침 외에 가지구이나 찜 혹은 조려서 먹으면 좋을 것이다.

민간 요법에서는 꼭지를 직접 붙여서 사마귀를 떼거나 말린 꼭지를 달여서 기침 멈춤에 사용하거나 잇몸, 혀 등의 입속 염증이나 치조농루의 치료에 이용해서 상당한 효과를 올리고 있다.

그러나 영양가는 의외로 낮아 칼로리는 20cal, 단백질 1.1g, 지질 0.2g, 당질 3.7g, 선유 0.8g, 회분 0.5g이고 칼슘 16mg, 나트륨 20mg, 인 26mg, 철 0.5mg을 포함한다. 비타민은 A효력 6I.U., B_1 0.06mg, B_2 0.03mg, 니코틴산 0.3mg, C 5mg 정도로. 그 밖에 비타

민 D, 솔라닌 등이 포함되어 다식을 하면 신체를 차게 한다고 일컬어지기 때문에 냉증, 임산부, 천식의 사람 등은 너무 다량으로 먹지 않는 편이 좋을 것 같다.

차조기

식용에는 잎, 꽃이삭, 열매를 사용하는 사실이 잘 알려져 있고, 특히 매실장아찌의 착색, 부향료로서 뛰어나다. 성분으로서는 색소인 시소닌, 시야니진, 파라쿠말산, 데르피니진, 페리라닌, 시소알데히드(향 성분), 리모넨, 피넨 외 다종류를 포함한다.

약효로서는 감기, 해열, 보혈, 식욕 증진, 진정, 이뇨에 잘 듣고 열매는 같은 효과 외에 어패류의 중독 때나 홍분성 발한 해열제로서 이용되는 경우가 있다.

또한, 이 향의 근본에는 강한 방부 작용이 있고 특히 포도구균 등의 세균에 현저하게 효과를 보이기 때문에, 회에 곁들이는 채소나 새우, 게 등의 요리에 옛날부터 첨가되어 왔다. 이전은 간장의 방부제로서 상용되어 1되(1.8l) 당 0.3g의 소량으로 부패나 곰팡이의 발생을 막고 있었다.

일반 성분으로서는 잎에 칼슘 200mg, 철 10mg, 인 87mg, 카로틴 24000I.U.(비타민 A 효력 800I.U.), B_2 0.5mg, C 93mg이 평균치로서 포함되어 있는 것이 주목된다. 또한 열매에는 44cal 이상이 포함되고 지질이 1.6g 있는 사실도 알려져 있다.

□ 허약체질 개선에 도움되는 가을 야채의 종류

당근

원산지는 소아시아라고 추정되지만 아직도 불명이다. 국내에는 중국으로부터 건너왔다고 보여지며 이조 시대 초에는 이미 전국에서 재배되고 있었기 때문에 상당히 오래전에 들어온 것으로 생각된다. 이 후에 수입된 것은 뿌리가 짧아 세 치 당근 또는 서양 당근이라고 부르지만 해방 후에는 장근종보다도 이 단근종이 주류를 차지해 버리고 있다. 옛날에는 긴 것밖에 없었다.

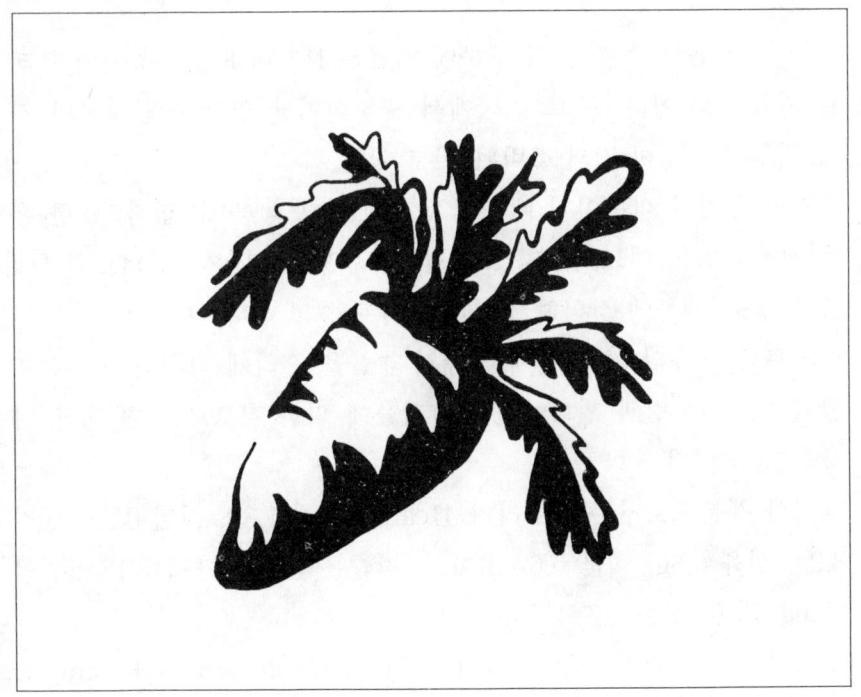

일반 성분으로서는 칼로리가 53cal, 단백질 1.2g, 지질 0.3g, 당질 11.6g, 섬유 1.3g, 회분 0.8g이고 칼슘 36mg, 나트륨 56mg, 인 37mg, 철 0.6mg을 포함한다. 비타민은 카로틴 1000I.U.(A효력

3333I.U.), B_1 0.06mg, B_2 0.04mg, 니코틴산 0.6mg이다. C는 8mg 포함되지만 파괴 효소 아스콜비나아제가 있기 때문에 이용할 수 없다.

또한, 알카로이드의 피로리진, 다울신 등도 존재해서 체력 증강, 빈혈, 피로회복, 시력 향상, 지친 눈에도 잘 듣는다. 더구나, 잎에는 아스콜비라아제가 거의 없고 뿌리보다도 비타민 C가 10배나 많기 때문에 버리지 말고 이용하기 바란다.

양파

장기 저장을 할 수 있기 때문에 지금은 1년 내내 입수하지만 본래는 가을 야채이다. 주로 전국에서 출하되지만 일부 온난지산의 것 (봄의 식양파로써 거의 소비된다)도 있다.

강한 알칼리 식품이기 때문에 육식에는 빼 놓을 수 없다. 또한 흥분 작용, 발한, 이뇨, 최면, 소화불량, 건위, 정혈, 강정, 피로회복에도 잘 듣기 때문에 상식하기 바라는 야채 중의 하나이다.

자르면 특유의 자극 냄새를 내서 눈물을 흘리게 하지만 이것은 2황화 프로필아릴과 황화아릴의 혼합물에 의한 것으로 강한 항균 작용을 갖고 있다.

일반 성분으로서는 칼로리가 41cal, 단백질 1.3g, 지질 0.2g, 당질 8.3g, 선유 0.8g, 회분 0.62cal이고, 칼슘은 40mg, 나트륨 13mg, 인 25mg, 철 0.9mg을 포함한다.

비타민은 A효력 7I.U., B_1 0.1mg, B_2 0.03mg, 니코틴산 03mg, C 16mg이다.

고구마

국내에는 17세기 경에 들어와서 각지로 퍼졌다.

그 이후, 우리 나라는 세계적으로 봐도 재배가 활발한 땅이 되고 최근에는 500만 톤의 연산이 있을 정도이다.

품종은 굉장히 많아서 도저히 분류하기 곤란하지만 종래는 미국계와 고구마계의 2계통으로 나누어져서 전자는 오리란, 후자는 킨토키로 대표되고 있었다. 그러나 지금은 그것들이 교배되어 신품종도 만들어지는 등 도저히 양자를 구별할 수 없게 되어 버리고 있다.

일반 성분으로서는 칼로리 130cal, 단백질 2.3g, 지질 0.2g, 당질 30.3g, 선유 0.9g, 회분 0.6g이고 칼슘은 26mg, 나트륨 15mg, 인 42mg, 철 0.6mg을 포함한다.

비타민은 카로틴 15I.U.(A효력 5I.U), B_1 0.18mg, B_2 0.05mg, 니코틴산 0.9mg, C 32mg이다.

그 외, 유액 중에는 알칼리로 푸르게 발색하는 배당체가 포함되고 각종 효소도 발견되고 있기 때문에 변비증이나 허약 체질의 사람은 날고구마를 먹으면 잘 듣고 소아가 이물을 삼켰을 때에는 찐 고구마를 다량으로 먹이면 위 속의 이물을 선유가 감싸 버리기 때문에 해가 없이 배설된다.

□ 허약체질 예방과 치료에 도움되는 겨울 야채의 종류

무

새삼스럽게 해설을 필요로 하지 않을 만큼 일상 흔히 이용되고 있는 초년 야채로 품종이 많고 지금은 1년 내내 출하하고 있지만 본래의 수확기는 만추부터 이른 봄에 걸친 추운 무렵이다. 특히 서리가 맞은 후가 제철로 뿌리도 기름지고 단맛도 더해서 가장 맛있어 진다.

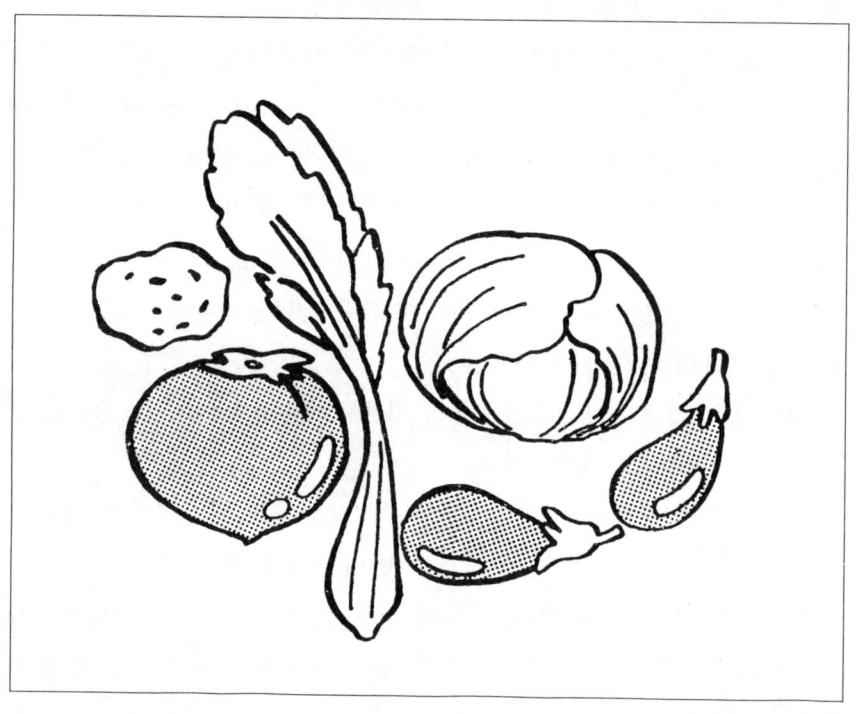

무는 품종에 따라서 성분에 약간의 차이가 있는 것은 부득이 하지만 평균해서 수분 94g, 가용성 질소 3g, 단백질 1g, 섬유 0.7g 내외로 당분은 약 3g 포함되어 있다. 또한 매운 맛 성분과 향성분은 메틸멜캡탄 및 시니그린으로 시니그린이 분해해서 겨자 기름으로 변화하면 더욱 매운 맛을 더하게 된다. 날로 씹어먹는 것보다도 무즙으로 하면 같은 무를 사용해도 매운 맛이 훨씬 더하는 것은 겨자 기름으로 변했기 때문이지만 이것은 시간이 지나면 발산, 산화해서 거의 무미가 되어 버린다.

비타민류로서는 A는 존재하지 않는다고 볼 수 있지만 B_1은 100g 중에서 0.03mg, C는 20~30mg 포함되는 외에 예상 외로 많은 효소가 존재하고 그 중에서도 전분 분해 효소 디아스티아제와 단백 분해 효소의 아밀라아제, 에스테라아제가 다량으로 포함되어 있는 것이 알려져 있니.

따라서 장내에서 비타민 B군이나 증혈 작용을 나타내는 K를 만드는 유효한 장내균을 배양하고 장내 발효를 막는 등의 효과가 있어 변비나 설사를 상습적으로 반복하는 사람에게 잘 듣는 데다가 체내의 유해 노폐물을 일소하기 때문에 이용이나 노화를 예방하는데 도움이 되고 있다. 또한 분해 효소의 작용으로 전분이나 단백질의 소화가 촉진되기 때문에 건위정장약도 되고, 특히 무즙은 위장이 약한 사람에게 적합한 우수한 스테미너식이라고 해도 좋다.

보통 잎은 떼어내고 뒤돌아 보지 않는데 이런 아까운 것은 없다. 카로틴이 100g당 9000I.U., A효력으로 3000I.U.도 포함되어 있고 그 외에도 니코틴산 1mg, 회분 1.4g, 칼슘 45mg 외에 인, 철 등도 포함되어 있어 허약 체질의 사람이나 노인에게 좋은 건강식이 되고 있다.

잘게 썰어서 말린 무는 이뇨 작용이 있기 때문에 신장계의 질환, 부종 등에 달여서 이용되지만 성은 온화하기 때문에 양을 지나쳐도 약해가 없는 점이 우수하다고 말할 수 있다. 1일량 20~30g 정도가 적량일 것이다. 또한 일산화탄소 중독 환자에게 음용시켜도 잘 듣는다고 하는 설도 있기 때문에 좁은 방에서 환기 불량 때문에 두통, 현기증 등이 일어나면 복용해 보는 것도 한 방법이다.

잎을 말린 것도 수종을 치료하고 치료에 효과가 있기 때문에 버리지 말고 말려서 보관해 두자. 너무 자라서 줄기가 서 버린 것은 그대로 뿌리 째 잘게 썰어서 말려 두면 만성위염, 소화불량, 악취성 기관지염, 가래, 구토증, 침 등을 치료하는데 효과가 있음도 알고 있기 때문에 밭에서 재배했을 경우 솎아 내어서 버리는 것 같은 형태의 나쁜 것이나 다 먹을 수 없는 것이라도 버리지 않고 이용해 주기 바란다.

그 외에 어떤 책에 의하면 어깨 결림에 소금을 소량 넣은 무즙을 두껍게 종이에 펴 바른 다음 마른 후에 바꾸면 좋다든가 타박상에도 마찬가지로 붙이면 처음은 뜸을 떴을 때와 같이 아프지만 수 차례 반복하는 사이에 통증이 사라지고 곧 치료된다고 나와 있다.

또한, 무즙은 입 속이 부어서 아플 때에 입에 머금거나 충치나 이 뿌리에 열이 있어서 아플 때에 잇몸과 볼 사이에 넣거나 하면 잘 듣는다고도 쓰여 있기 때문에 시험해 보면 좋을 것이다.

갓

개체 중에서도 전체가 크고 잎의 결각이 나지 않은 종류의 야채로 큰 갯, 잎 갯 등이라고도 불리고 지방마다 약간 다른 품종이 있다.

주로 삶아 먹거나 무쳐서 먹거나 하는 외에 종자를 분말로 으깨어서 신미료로 하고 또한 갓기름을 짜서 조리에 사용한다.

생잎의 평균 성분은 수분이 92g, 단백질 2.5g, 지질 0.4g, 당질 2.4g, 선유 1.4g, 회분 1.8g으로, 칼슘 140mg, 나트륨 29mg, 인 60mg, 철 2.7mg을 포함하고 있다. 또한 비타민류는 카로틴이 약 600I.U.이기 때문에 A효력은 3분의 1인 200I.U., B_1은 0.1mg, B_2는 0.1mg, 니코틴산 1.0mg, C는 50mg이 되고 있다. 매운 맛 성분은 무와 같은 시니그린이 주이고 특유의 매운 맛을 나타낸다.

제6장 야채와 과일은 허약체질을 건강한 체질로 바꾸어 준다 · 213

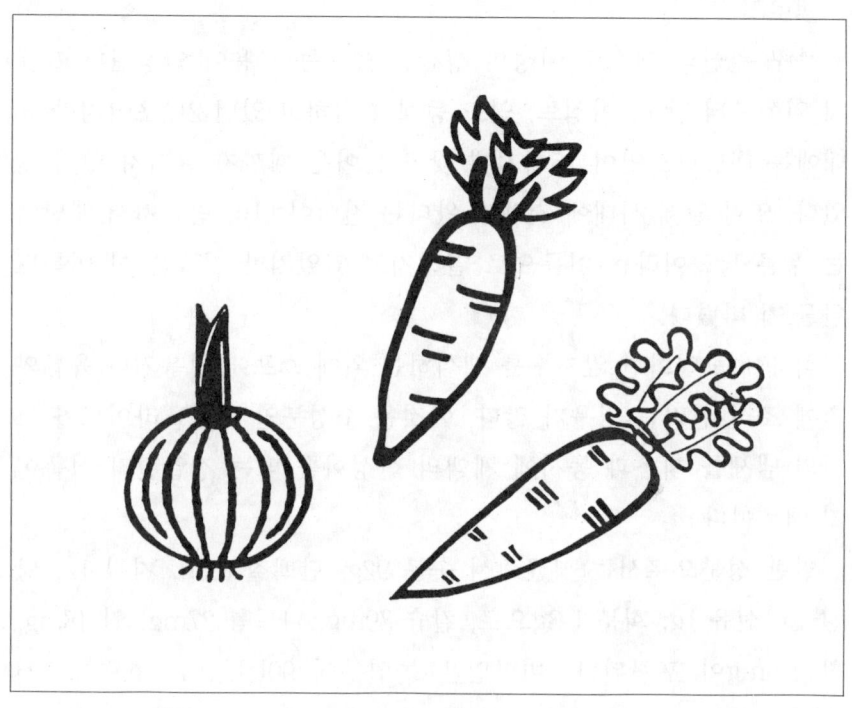

 상식(常食)하고 있으면 변통을 조정하고 위장을 튼튼히 해서 식욕을 증진하고 눈이나 귀의 작용을 강화하고 감기에 대한 저항력을 늘리는 효과가 있다.
 같은 동류의 개채도 거의 같은 성분이 포함되어 있기 때문에 같은 효과가 있음을 생각할 수 있지만 개채는 보통 종자를 겨자 가루써 향신료로 사용하여 카레 가루에 넣거나 겨자 무침을 만드는 등 주로 조미료의 재료로 사용하여 식욕 증진, 방부의 목적으로 사용되고 있다. 또한, 분말을 개어서 찜질용으로 하여 류머티스, 신경통, 폐렴 등에 이용해도 효과가 있다.

샐로리

북구 원산의 채소로 여성의 성감을 높이는 작용이 인정된다고 해서 일찍부터 남구, 이집트, 인도 등에 전파하고 있던 2년초이지만 국내에는 네덜란드인이 15세기에 갖고 들어올 때까지 알려져 있지 않았다. 또한 일제 시대에 전해져 왔다는 전설이 널리 믿겨져서 옛날에는 푸른 당근이라는 이름으로 알려지고 있었지만 지금은 이 이름도 한물 가 버렸다.

식용에는 연화한 잎자루를 생식하는 외에 스프에 띄우거나 육류와 함께 조려서 먹는 경우가 많다. 이것은 주성분인 세다노라이드가 고기의 냄새를 지움과 동시에 체액의 산성화를 막는 강알칼리 식품이기 때문이다.

일반 성분으로서는 평균해서 수분 92g, 단백질 0.3g, 지질 1g, 당질 4g, 선유 1g, 회분 1.3g으로, 칼슘 39mg, 나트륨 27mg, 인 48mg, 철 1.6mg이 포함된다. 비타민은 녹엽부에 90I.U., A 효력으로서 30I.U., B_1 1.04mg, B_2 1.03mg, 니코틴산 0.4mg, C 12mg으로 되어 있다. 그 외에는 세다노라이드, 세다논산 무수물, 맨니트, 이노시트, 아피인 등으로 뿌리가에는 글루타민도 포함된다.

끊임없이 생식하고 있으면 감기에 대한 저항력을 더하고 위장을 조정하고 진정, 보혈, 혈액 정화, 혈압 정상화에 도움이 되지만 특히 여성의 성감을 높인다고 전해지고 있다. 또한 갱년기 장해를 경감하고 사람에 따라서는 폐경 후 연일 4개 정도 상식하고 있었더니 곧 통경을 본 예가 있는 등 중년부터의 부인이 좀더 이용해 주기 바라는 식품이라고 말할 수 있을 것이다.

녹엽부도 조려서 먹을 뿐 아니라 생식을 권하고 싶다.

또한, 다량으로 녹엽부가 남으면 3배량의 화이트리커에 담궈서 샐러리주로 만들어 두고 취침시에 1잔 가득씩 마시는 것도 의외로 건강 증진에 도움이 되는 것이다.

시금치

서양종과 재래종이 있지만 성분으로서는 재래종도 서양종도 특별한 차이는 없다. 단, 서양종 쪽이 수산이 약간 많기 때문에 재래종에서는 볼 수 없었던 알레르기가 사람에 따라서 일어나게 되었기 때문에 주의를 요한다고 말할 수 있을 것이다. 그러나 평소 식용에 이용하고 있는 정도로는 전혀 걱정은 필요없기 때문에 안심하고 먹어도 좋다.

재래종의 평균에서는 수분 89g, 단백질 3.0g, 지질 0.4g, 당질 2.4g, 선유 0.4g, 회분 1.3g이지만 서양종에서는 평균해서 수분 90g, 단백질 2.2g, 당질 3.9g, 선유 0.9g, 회분 1.6g이 되고 있어 단백질이 적고 지질이 동량 외에 나머지는 많은 것이 주목된다.

이 중에 특히 단백질은 리진, 트립토판, 시스틴 등을 많이 포함하기 때문에 식물성이라고 하기보다는 오히려 동물성 단백과 유사해서 그만큼 영양가도 높다.

비타민은 카로틴이 8000I.U., A 효력에서 2666I.U.로 높고, B_1은 0.12mg, B_2 0.3mg, 니코틴산 1mg, C 100mg이 포함되어 있다.

회분은 칼슘이 100g당 98mg, 나트륨 25mg, 인 52mg, 철 3.3mg 등으로 칼슘이 압도적으로 많지만 이것은 대부분이 수산과 결합해서 수산석회가 되어 포함되어 있기 때문으로 직접 이용할 수 있는 성분은 되고 있지 않다.

수산석회는 체내에 쌓이면 신장이나 방광 등 주로 비뇨기계 장기에 결석을 만들기 쉽게 하기 때문에 주의할 필요도 있다. 또한, 유리수산은 체내의 칼슘과 결합해서 수산석회를 만들기 때문에 대량으로 섭취하면 체내의 칼슘을 빼앗겨 버려서 혈액의 산성화, 뼈의 구성, 신진대사를 방해하는 등의 해를 나타내는 경우도 있다.

그러나 한 번에 대량으로 먹지 않으면 수산석회의 모습 그대로 배설되어 버리고 칼슘이 일시적으로 감소해도 곧 보완되기 때문에 그다지 신경질적으로 생각하지 않아도 될 것이다. 또한 뜨거운 물을 듬뿍 사용해서 단시간에 살짝 데치고 재빨리 냉수에 식히는 방법으로 쓴 맛을 우려내면 다른 영양분의 손실을 별로 받지 않고 유리수산을 상당량 제거할 수 있다.

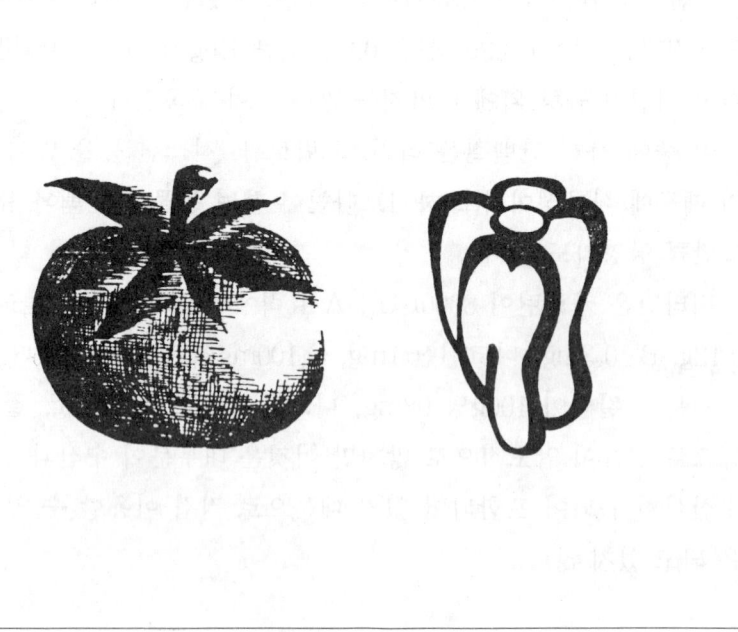

시금치가 이런 결점을 갖고 있으면서도 건강 식품으로 여겨지는 것은 비타민 A 효력이 당근의 2배, C도 레몬의 2배 이상으로 그 외에 철이나 엽산 등, 조혈 그 외에 필요한 성분을 포함하고 있기 때문이다. 구미에서는 분비촉진이나 증혈을 목적으로 한 제약까지 시금치로 만들어지고 있을 정도이다. 그 외에 변비를 치료하고 건위 정장에 효과가 있는 데다가 주독을 지우는 데에도 이용할 수 있고 어린이, 병약자, 노인 등의 보건에도 활용되고 있다.

더구나 뿌리가의 그루가 된 붉은 부분에 가장 영양분이 포함되어 있기 때문에 잘라 버리지 말고 사용하도록 하기 바란다. 삶을 때에는 아래쪽부터 십자로 식칼의 금을 넣어 두면 다른 부분과 함께 완전히 삶아진다.

양배추

양배추는 유럽에서 수입된 이후 불과 100년 정도에 가장 중요한 채소의 하나가 되고 있다.

원산지는 지중해 연안으로 본래는 해변 식물이었지만 개량되어 어떤 토지에서나 자라게 되었다. 또한 잎이 감는 품종이 만들어졌기 때문에 현재는 양배추라고 하면 구형의 것으로 생각될 정도가 되고 있다. 게다가 처음 동기밖에 감지 않았던 것이 지금은 1년 내내 감게 되어 다른 야채와 같은 계절감을 상실해 버리고 있다.

일본에는 현재 200종 가까운 품종이 재배되고 있지만 성분에는 그 정도의 차이가 없이 거의 일정해서 평균하면 수분 92g, 단백질 1.6g, 지질 0.3g, 당질 4.9g, 선유 1.2g, 회분 1g이 되지만 심에 가까운 백색부에서는 지질 0.2g, 당질 4.4g, 선유 0.8g, 회분 0.7g으로 감소한다. 칼슘은 58mg, 나트륨 20mg, 인 26mg, 철 0.5mg이 포함되지만 이것도 백색부는 각각 45mg, 15mg, 22mg, 0.4mg으로 적어진다.

또한, 비타민에 대해서도 카로틴은 녹색부에만 100I.U., A효력으로 33I.U. 있지만, 백색부에서는 전혀 검출되지 않는다. B_1은 0.2mg, B_2는 0.05mg, 니코틴산 0.5mg, C는 50~100mg 포함되고 녹색, 백색 모두 거의 같은 비율이 나타난다.

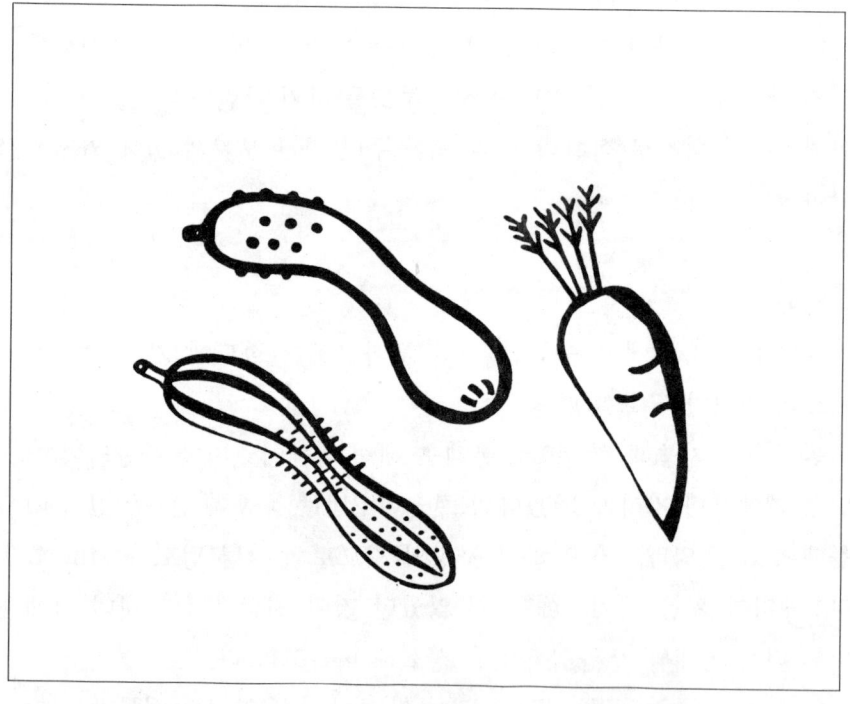

그 외에 E, K, U 등이 포함되어 있는 것이 특징으로 E는 여성 기능의 강화, K는 지혈, 증혈 작용과 혈액 중의 칼슘 이온의 증강, U는 소화 기관의 궤양을 치료하는 효과가 현저한 사실이 인정되고 있다.

이런 효력은 생식이 가장 좋고 이뇨, 해독 작용도 기대할 수 있는 외에 피로 회복, 병에 대한 저항력이 높아지는 등의 효과도 있다.

최근 녹즙은 황색 포도구균에 항생 작용을 가진 사실이 확인되고 있기 때문에 화농을 수반한 소화기계 궤양에는 푸른 즙의 응용이 예상 외의 효과를 올릴 가능성도 있다.

참마

보리밥에 마즙을 친 음식을 씹지 않고 삼켜도 가슴앓이나 소화불량으로 시달리는 일이 없는 것은 누구나 경험하고 있는 대로이지만, 이것은 참마에 포함되는 소화 효소인 디아스타아제가 다른 식품에 비해 극단적으로 많은 외에 우레아제, 옥시다아제, 글리코시다아제 등의 효소가 포함되어 있기 때문으로 보리 뿐 아니라 쌀밥 그 외의 전분질 식품을 재빨리 소화해 버리기 때문이다.

일반 성분은 수분 64g, 단백질 35g, 지질 0.1g, 당질 27g, 선유 1.2g, 회분 1g으로 당질은 다른 식물 전분이 가열하지 않으면 소화하기 어려운데 대해 참마 전분만큼은 그대로 잘 소화할 뿐 아니라 함께 섭취한 다른 전분까지 소화를 돕는 특징이 있다.

그 밖의 것에서는 100g당의 칼슘이 21mg, 나트륨 9mg, 인 45mg, 철 1.2mg, 비타민은 B_1이 0.2mg, B_2 0.08mg, 니코틴산 1.0mg, C가 최고 17mg까지 들어 있지만 카로틴의 존재는 전혀 볼 수 없다. 100g의 칼로리는 거의 고구마와 동량인 120cal이다.

더구나, 점질물은 무틴을 포함한 글로부린양단백질로 만난이 약하게 결합한 것으로 볼 수 있다. 또한, 자극성 물질은 호모겐티진산으로 토란과의 식물에도 많이 존재해서 점막에 부착하면 가려움을 느끼는 성분이다.

약효로서는 자양 강장, 건위 정장, 피로 회복, 정력 증강, 허약 체질 개선 등에 생식(맑은 장국)하는 외에 건조품을 달여서 같은 목적 및 설사 멈춤, 건위의 목적으로 사용한다. 한약에서 '산약'이라고 하는 것이 이것이다.

같은 동류의 마, 서역 이세마, 은행마, 참마, 낙타마, 에도마, 부채마 등은 각지에서 재배되어 시판품을 간단히 입수할 수 있고 완전히 같은 효과를 갖기 때문에 성분에는 약간의 차이가 있어도 일부러 비싼 참마를 찾거나 야산으로 캐러 나가거나 할 필요는 없다.

더구나 호모겐티진산은 외용에 의해 여성의 성감을 높이는데 유효하고 부작용이나 해가 없는 도포약으로서 알려져 있다.

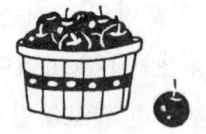

과일의 섭취는 허약체질에
어떻게 도움되는가

□ 야채와 과일은 어디가 다른가

 야채를 먹지 않으면 과일을 대신 먹으면 될 것이다 라고 하는 말을 흔히 한다. 그럼 과일은 영양적으로 보아서 야채와 같을까?
 확실히, 식품을 영양적 특징에 의해 몇 가지의 군으로 분류할 때 야채와 과일을 같은 군에 넣는 경우도 있다.
 예를 들면, 중학교나 고교의 가정과에서 사용되거나 혹은 보건소에서의 영양지도에 이용되는 '6가지의 기초 식품'에서는 ① 단백질원으로서의 고기, 생선, 콩 및 유제품, ② 당질성 칼로리원으로서의 곡류, 감자류, 설탕류, ③ 지질의 공급원으로서의 유지류, ④ 칼슘원으로서의 우유 등을 들고 그 외에 야채 중의 녹황색 야채를 비타민 A원으로서 독립시키고 그 외의 야채와 과일을 함께 비타민(특히 C)과 미네랄원으로 하고 있다.
 그러나 당뇨병이나 비만의 식사 요법에서는 야채 중에서도 감자류나 호박, 누에콩, 그린피스 등 당질이 많은 야채를 일반 야채로부터 구별하고 과일도 칼로리가 많은 식품으로서 구별하고 있다.

즉, 야채와 과일은 수분이 많고 미네랄과 비타민 C를 많이 포함한다고 하는 점에서 유사하지만 과일은 당질이 상당히 많다고 하는 점에서 칼로리원으로서 거의 무시할 수 있는 야채와는 다르다.

따라서 과일이 단순히 야채의 대용이 된다고 생각하는 것은 반드시 적당치 않다. 우선 과일 전체에 공통하는 영양적인 특질을 살펴보기로 하자.

□ 과일은 알칼리성 식품이다

과일은 야채와 마찬가지로 알칼리성 식품이다. 그럼 알칼리성 식품이라든가 산성 식품이라고 하는 것은 어떤 것일까?

산성 식품이라고 하는 것은 신 식품이라고 하는 의미가 아니다. 예를 들면, 귤이나 레몬은 시어도 알칼리성 식품이다.

알칼리성 식품이냐 산성 식품이냐고 하는 것은 식품을 태운 후에 생기는 재를 물에 녹였을 때 산성을 띠느냐 알칼리성을 띠느냐로 결정된다. 재 속에 인, 크롤, 황이 많이 포함되어 있으면 산성이 되고 칼슘, 나트륨, 칼륨, 마그네슘을 많이 포함하고 있으면 알칼리성이 된다.

종래 혈액을 약알칼리성으로 유지하기 위해서 산성 식품과 알칼리성 식품을 밸런스 좋게 섭취하는 것이 건강상 필요하다고 일컬어져 왔다. 그러나 체액의 산도는 직접 음식물에만 좌우되는 것이 아니라고 하는 사실에서 최근에는 별로 까다롭게 일컬어지지 않게 되었다.

그러나 우리들의 몸이 상당한 조절력을 갖고 있지만 심하게 피로한 경우 등에는 대사에 의해 산성 물질이 체내에 생겨서 혈액은 산성으로 치우치기 쉽다. 게다가 음식도 곡류, 고기, 생선 등 산성 식품만 치우치기 쉬우므로 노력해서 알칼리성 식품인 야채, 과일을 많이 섭취하는 것이 바람직하다.

과일의 알칼리도는 야채의 반 정도이지만 밸런스가 좋은 식사를 하기 위해서 야채와 함께 과일을 먹는 것은 결과적으로 각종의 비타민, 미네랄을 치우치지 않고 섭취할 수 있게 되는 것이다.

□ 과일은 칼륨을 많이 포함하고 있다

칼륨은 나트륨과 길항해서 체액의 침투성을 조절하고 있다. 나트륨이 몸 속에 많아지면 수분도 쌓여서 이것이 부종의 원인이 되지만 이때 칼륨은 이뇨와 동시에 나트륨을 배출하는 작용이 있다.

한국인은 일반적으로 식염(Nacl)의 섭취량이 많고 이것이 고혈압이 많은 최대의 원인이라고 일컬어지고 있다. 사과를 많이 먹으면 혈압이 내려간다든가, 사과의 다식지대에서는 고혈압증이 적다고 하는 것은 사과에 포함되는 칼륨이 나트륨을 몸 밖으로 내보내기 때문이라고 생각된다.

과일 중에는 귤, 배, 딸기, 바나나, 복숭아, 비파 등 사과보다도 훨씬 칼륨이 많은 것도 있다. 또한 야채, 육·어류, 감자류 등에 과일보다 칼륨이 많은 것도 있지만 야채의 경우는 조리를 하는 경우가 많다. 조리거나 삶거나 하면 칼륨이 녹아나와 버린다.

단, 신부전으로 소변량이 매우 적어졌을 때(500ml 이하)에는 고칼륨 혈증의 위험이 생기므로 과일을 먹지 않도록 한다. 그러나 만성신부전으로 다뇨일 때, 설사나 구토가 심할 때, 고혈압증으로 이뇨제를 복용하고 있을 때 등에는 반대로 저칼륨혈증이 될 우려가 있으므로 오히려 과일을 먹어서 칼륨 보급을 한다.

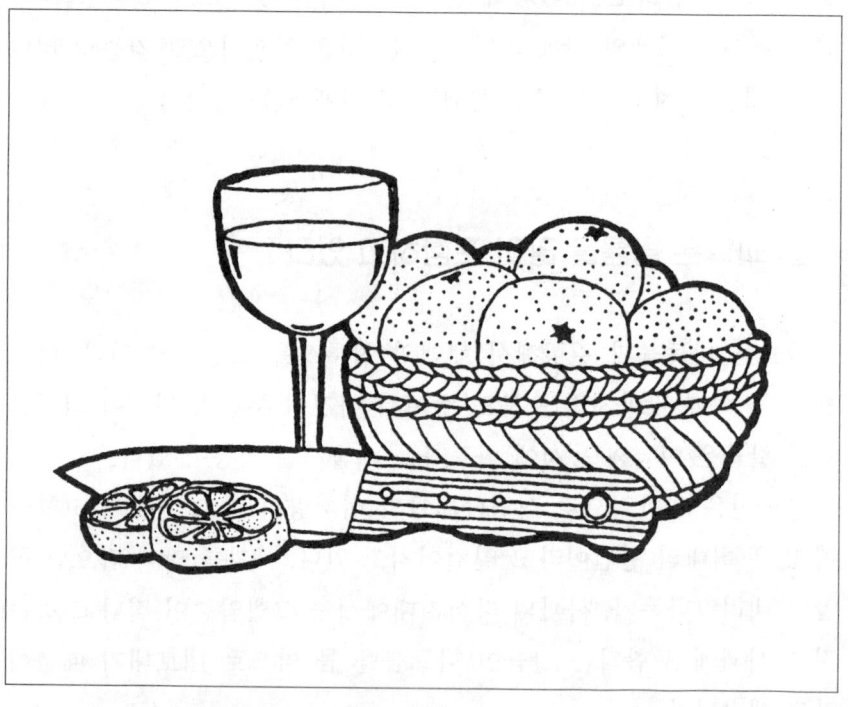

고칼륨혈증, 저칼륨혈증 모두 심장의 작용에 영향을 미치고 심할 경우에는 심장 정지를 부른다.

□ **과일에는 비타민 C가 많다**

비타민 C는 인체 내에서 만들 수 없고 또 여분은 소변 속에 배설되어 저장도 불가능하기 때문에 매일 50~60mg의 필요량을 음식으로부터 섭취해야 한다.

비타민 C는 혈관을 강하게 하고 잇몸의 출혈이나 괴혈병을 예방하고, 병 감염 등의 스트레스에 대한 저항력을 키운다. 또한, 세포 사이를 연결시키는 물질의 합성에 도움이 되고 상처의 치료를 촉진하거나 이나 뼈의 발육을 좋게 한다.

최근에는 콜레스테롤의 동맥벽 침착을 막아 동맥경화증이나 고혈압을 예방한다고 한다. 또한 멜라닌 색소의 침착을 억제해서 기미, 주근깨를 막고 표백 작용을 초래하는 등 미용상의 효과도 있다.

또한 비타민 C는 철분을 체내에 흡수하기 쉽게 하는 작용이 있기 때문에 빈혈의 예방에는 빼 놓을 수 없다.

야채에는 비타민 C를 상당히 포함하는 것이 있지만 이 비타민은 산화, 가열에 약하고 물에도 녹아 나오기 때문에 조리해서 먹는 경우가 많은 야채로부터는 별로 섭취를 기대할 수 없다. 이것에 대해 과일은 보통 날로 먹어 유기산을 포함하는 과일의 비타민 C는 파괴되기 어렵고 가열에 대해서도 상당히 안정하다.

과일의 껍질을 벗기면 색이 변하는 경우가 있는데 이것을 갈변이라고 한다. 과일 속에 있는 산화 효소의 작용에 의한 것으로 이 때 비타민 C는 급속히 감소한다. 과일을 믹서기에 갈면 비타민 C는 거의 파괴되어 버린다.

그러나 유기산이 많은 감귤류는 믹서기에 갈아도 비타민 C는 상당히 안정하고 사과 쥬스를 만들 때는 레몬즙을 넣으면 영양적으로 좋은 데다가 갈변을 막는 데에도 도움이 된다.

□ 과일에는 비타민 A를 상당히 포함하는 것이 있다

　비타민 A는 지용성 비타민이기 때문에 간, 달걀 노른자, 버터, 그 외에도 동물성 식품에 많이 포함되어 있지만 한국인은 일반적으로 동물성 식품으로부터 비타민 A를 섭취하는 것이 충분치 않기 때문에 녹황색 야채를 노력해서 많이 섭취하도록 주의되고 있다. 녹황색 야채에는 카로틴이 있어 이것이 체내에서 비타민 A의 작용을 하기 때문이다. 단, 야채나 과일의 카로틴은 흡수가 나쁘기 때문에 A 효력은 카로틴의 I.U.치(비타민양을 재는 국제단위)의 3분의 1로 생각되고 있다.

　과일의 경우, 잎 채소 정도는 아니지만 감, 살구, 감귤류(특히 껍질 부분)에 카로틴이 상당히 포함되어 있다. 비타민 A가 부족하면 피부나 점막의 각화나 건조를 일으켜서 상어 피부가 되거나 감기 등의 병에 걸리기 쉬워지거나, 어두운 곳에서 눈이 보이기 어려워지거나 한다. 또한 어린이의 경우 뼈나 이의 발육이 나빠져서 성장이 멈추게도 된다.

　비타민 A가 많은 동물성 식품에는 동시에 콜레스테롤이 많이 포함되어 있는 경우가 많기 때문에 동맥경화증이 있는 사람은 비타민 A를 녹황색 야채나 과일로부터 섭취하는 편이 좋을 것이다.

□ 과일에는 단맛이 있다

과일의 단맛이나 그 본체는 과일의 종류나 속도, 비료 등에 따라 다르지만 당분은 평균 10% 이내로 보통은 과당, 포도당이 많고 바나나, 감귤류는 자당이 많아지고 있다.

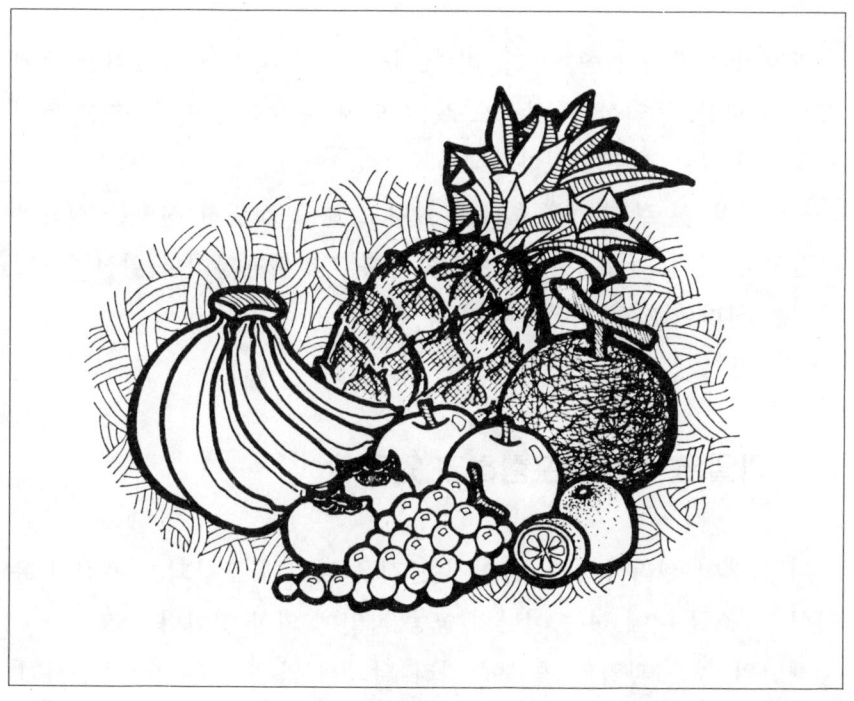

당분이 많다고 하는 것은 에너지치(칼로리)가 높다고 하는 의미로 예를 들면, 통째 240g 정도의 홍옥 2개는 밥 공기에 가볍게 한 가득 (110g)의 칼로리에 상당한다. 즉, 무제한으로 먹으면 미용식은커녕 살이 찌는 결과가 될 지도 모른다고 하는 것이다. 한국인은 구미인에 비해 단 과일을 좋아해서 어느 과일이나 개량종은 신맛이 적고 단맛이 많아지고 있기 때문에 요주의이다.

그러나 과당, 포도당, 자당은 전분보다 흡수가 빠르기 때문에 운동으로 지쳤을 때 등에는 수분과 함께 에너지를 보급하는데 적합하다.

□ 과일에는 신맛이 있다

과일의 신맛은 품종, 산지, 비료, 숙도 등에 따라서 다르지만 주된 것은 사과산, 구연산, 주석산으로 그 밖에 미량의 호박산, 수산 등이 포함되어 있는 경우도 있다.

구연산은 피로 회복에 효과가 있다고 하고 적당한 신맛은 식욕을 촉진하고 특히 여름에는 청량감을 준다. 단, 위궤양이나 위산과다일 때에는 신맛이 강한 것은 피하도록 한다.

□ 과일은 펙틴을 포함하고 있다

과일 잼이 젤리와 같이 굳어지는 것은 과일에 포함되는 펙틴과 유기산 및 조릴 때에 넣는 설탕의 공동 작업에 의한 것이다.

펙틴의 양은 과일의 종류에 따라 달라서 많은 것은 감귤류, 사과, 무화과, 바나나, 적은 것은 살구, 배, 감 등이다. 펙틴은 장을 자극하고 정장 작용이 있어 변통을 촉진하는 작용이 있다.

□ 과일은 선유를 갖고 있다

과일이나 야채는 고기, 생선, 달걀, 우유 등의 동물성 식품에는 없는 선유(線維)를 갖고 있다.

과일의 선유는 야채 정도는 아니지만 껍질에는 특히 많아 장의 작용을 좋게 해서 변비를 막고 소화에 유용한 장내 세균을 건전하게 유지하는 등의 효과가 있다. 최근에는 콜레스테롤의 흡수를 막아 배설을 촉진해서 혈중 콜레스테롤치를 내리는 작용이 있다고도 한다.

□ 주요한 과일의 영양적 특징

다음에 과일의 종류별로 그 영양적 특징과 건강과의 관계를 보기로 한다. 단, 여기에서 주의해 주기 바라는 것은 좋은 과일이라고 해도 그것만을 먹어서 식사 전체의 영양 밸런스를 잃어버려서는 오히려 폐해가 있다고 하는 점이다. 특히 단백질성의 식품은 매일 필요량을 충분히 섭취해야 한다.

식사 전체의 밸런스를 생각하고 기호상의 목적이나 신체 상황에 맞추어서 과일을 능숙하게 활용하는 것이 중요하다.

〈사과〉

적당한 달콤새콤함과 방향이 있고 총체적으로 특징이 없고 보존성도 높은 일반용의 과실이다. 당분은 평균 10% 내외에서 인도 사과 등은 14%나 포함하고 있지만 대부분이 과당과 포도당이다.

비타민 C도 카로틴도 적으므로 이것들을 보급할 목적으로 사과를 먹는 것은 적절치 않다. 특히 사과의 비타민 C는 믹서기에 갈면

[주요 과일의 1000그램 중에 포함되는 성분]

식품명	칼로리 (cal)	수분 (g)	탄수화물		무기질				비타민		
			당질 (g)	섬유 (g)	칼슘 (mg)	나트륨 (mg)	인 (mg)	철 (mg)	A효력 (I.U.)	카로틴 (I.U.)	C (mg)
사과(국광, 홍옥)	45	87.9	10.4	0.6	3	2	7	0.2	15	45	5
(인도사과)	59	84.2	13.9	0.5	7	2	7	0.2	16	50	1
귤	40	88.9	9.3	0.3	14	4	12	0.2	40	120	50
껍깡(껍질) 30%	93	75.1	20.0	3.0	110	—	14	0.4	500	1500	200
(과즙) 70%	48	86.7	10.4	1.5	73	—	14	0.3	40	120	40
레몬	32	88.9	8.5	0.6	40	6	24	0.2	0	0	50
여름귤	38	88.9	9.1	0.3	22	3	17	0.2	40	120	30
팔삭귤	39	89.1	9.2	0.4	15	—	20	0.2	40	120	50
부처귤	40	88.9	9.4	0.4	19	—	16	0.2	46	140	40
이온귤	41	88.6	9.6	0.4	21	—	17	0.3	46	140	30
그레이프 후르츠	41	88.6	9.8	0.4	20	2	21	0.2	6	20	40
매실(매실장아찌)	17	69.8	3.1	0.3	61	9400	26	2.0	0	0	0
(매실조림)	27	80.6	4.9	1.5	57	—	16	2.3	0	0	1
살구(날것)	53	85.0	12.6	0.9	17	7	21	0.4	1100	3300	5
(말린 살구)	248	30.0	56.8	5.1	52	—	94	3.5	360	1100	0
(통조림)	107	70.1	28.7	0.4	24	—	9	1.8	80	240	0
(잼)	258	32.9	65.6	0.7	29	—	12	2.1	0	0	0
수박	21	94.0	5.2	0.1	14	8	11	0.2	26	80	5
비파(날것)	39	89.0	9.9	0.3	16	—	9	0.1	230	700	5
(통조림)	84	76.7	22.2	0.5	22	—	3	0.1	200	600	0
무화과(날것)	65	81.7	14.7	1.4	29	7	49	0.4	10	30	5
(말린 무화과)	269	22.0	49.0	14.8	280	—	90	4.0	23	70	2
감(단감)	63	82.2	15.7	1.0	10	—	26	0.1	330	1000	30
(떫은감)	52	85.2	13.6	0.2	10	—	25	0.2	260	800	10
(곶감)	238	32.0	57.8	1.5	15	—	50	1.3	650	2000	0
파인애플(날것)	47	89.7	11.5	0.7	15	40	4	0.3	33	100	60
바나나	87	75.5	21.4	0.5	5	8	23	0.4	66	200	10
포도(날것)	65	81.5	17.1	0.3	5	7	14	3.0	5	15	5
(건포도)	280	21.5	72.6	1.0	62	22	110	2.5	0	0	0
딸기(날것)	38	86.1	7.1	1.9	14	2	17	0.5	16	50	80
배	39	89.1	9.4	0.7	2	9	11	0.3	0	0	4
복숭아	37	89.4	8.9	0.5	3	2	13	0.3	33	100	10
메론	31	91.0	6.4	0.9	10	20	22	0.3	200	600	15

90% 이상이나 상실되어 버린다.

그러나 사과(특히 껍질)에는 펙틴이 많기 때문에 선유가 약간 많은 점과 더불어 정장 작용을 초래해서 변비 때에 생식하면 효과가 있다. 또한 염증을 가라앉히는 효과도 있기 때문에 사과즙이 급성 장염에 좋다고도 한다. 칼륨이 많고 따라서 혈압을 내리는 데에도 좋다는 사실은 앞에서 서술한 대로이다.

사과산과 꿀을 섞은 것을 응용하는 버몬트 요법은 식중독 예방, 비만 치료, 고혈압, 피로 회복, 현기증, 목의 통증, 만성 두통, 피부염, 화상 등에 잘 듣는다고 하지만 이것들은 사과산 속의 칼륨, 꿀의 당분, 비타민, 미네랄류, 그리고 살균 작용을 갖고 축적 지방의 연소를 촉진시키는 산의 종합적인 효과라고 생각된다. 단, 꿀의 당분은 과당이기 때문에 너무 마시면 비만이나 동맥경화의 원인이 되기 때문에 주의가 필요하다.

〈감귤류〉

과일을 영양적인 견지에서 2가지로 분류할 때 감귤류와 그 밖의 과일로 나누는 것은 감귤류에 그 밖의 과일과는 현저하게 다른 특징이 있기 때문이다. 그것은 비타민 C가 매우 많고 더구나 유기산이 많기 때문에 감귤류의 비타민 C는 가열, 산화에 강하다고 하는 것이다.

감귤규의 산은 피로 회복에 효과가 있는 구연산이 대부분이다. 다른 과일보다 칼슘이 상당히 많은 것도 특징의 하나로 들 수 있다.

〈귤〉

감귤류의 대표로 당분을 8~10% 포함한다. 100g 중에 포함되는 비타민 C의 양은 과육에서는 50mg 전후, 과피에서는 130~150mg이 된다. 귤껍질을 말린 것은 진피라고 해서 한방약으로서 사용되고 있다.

이것은 소화를 돕고 가래를 녹이고 기침 멈춤 효과가 있는 외에 구취를 제거하거나 나쁜 취기나 가슴의 메슥거림에 효과적이라고 한다.

귤을 껍질 째 불에 태워서 뜨거울 때에 과즙을 마시면 발한을 촉진한다고도 일컬어지고 있다.

〈낑깡〉

낑깡은 보통 껍질 째 먹기 때문에 감귤류 중 가장 영양가가 높은 것이다. 감귤류의 껍질은 비타민 C, 칼슘, 카로틴, 펙틴, 헤스페리진 등을 많이 포함해서 영양적으로 뛰어나다. 헤스페리진은 혈관을 튼튼히 하고 고혈압을 예방한다고 한다. 껍질이 포함되는 정유(리모민)는 피부가 튼데 효과가 있다.

낑깡의 비타민 C는 과육 100g 중에는 40mg, 과피 100mg 중에는 200mg 포함되어, 기침 멈춤 등의 민간 요법으로서 옛날부터 이용되고 있다. 과피 중에는 칼슘이 100g 중 110mg이나 있지만 이것은 과실 중 최고로 과육에도 마찬가지로 73mg이 포함되어 있다.

〈레몬〉

구연산을 주로 하는 산을 6~7%나 포함해서 신맛이 매우 강한 감귤류이다. 더구나 당분은 1~2%로 다른 감귤류 보다 훨씬 적기 때문에 굉장히 시게 느낀다. 그러나 달지 않는 것은 소량으로 목의 마름을 치료하는데 오히려 적합해서 구연산의 피로 회복 효과와 아울러 등산가나 운동 선수가 즐겨 이용하고 있다.

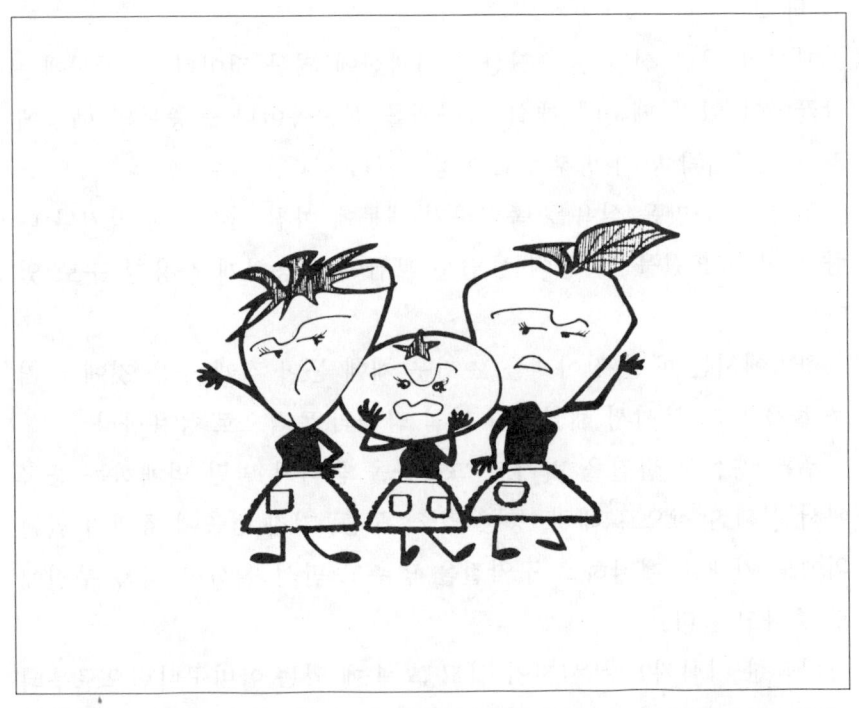

비타민 C는 귤과 거의 마찬가지로 100g 중 50mg 정도. 헤스페리진은 귤의 수 분의 1이지만 펙틴, 칼슘은 귤보다 많아지고 있다.

〈그밖의 감귤류〉

여름 귤은 상당히 시게 느껴지지만 이것은 당분이 반 밖에 없는데 산은 약 2배 있기 때문이다. 700g 중에 비타민 C는 다소 귤보다 적어 과즙 중에 30mg, 과피에는 그 배 정도가 포함되어 있다.

또한 그레이프 후르츠는 여름 귤과 같이 펙틴을 많이 포함하고 있고 특히 껍질에는 많이 포함되어 있다.

〈매실〉

매실의 강한 신맛은 구연산과 사과산에 의한 것이다. 구연산에는 살균력이 있기 때문에 매실 장아찌를 식중독이나 물중독의 예방에 먹거나 도시락 밥의 방부에도 이용하거나 한다.

또한 그 신맛은 식욕을 촉진하기 때문에 아침 식사전에 먹거나 다량의 땀을 흘렸을 때 등에는 염분 보급에 유용하게 사용할 수도 있다.

한방에서는 매실 장아찌를 뜨거운 재에 묻어 검게 구운 것에 뜨거운 물을 넣고 부셔서 해열이나 기침 멈춤의 목적으로 응용한다.

푸른 매실의 껍질을 벗기고 그을음을 묻혀서 말린 먹매화는 중국에서 전해진 것으로 해열, 통증 멈춤, 구충, 기침 멈춤에 효과가 있는 외에도 가래를 제거하고 구역질을 멈추고 만성 설사나 식욕 부진에도 좋다고 한다.

미숙한 매화씨는 부서지기 쉽고 그 속에 있는 아미구다린으로부터는 유독한 청산이 생기므로 위험하다. 그러나 매실주용으로 담근 매실이나 매실 장아찌의 씨는 무해하다.

매실주가 식욕을 촉진하고 피로를 회복하는 여름의 피서의 음료로서 각광받고 있는 사실은 주지한 바와 같다.

〈살구〉

100g 중의 카로틴은 3300I.U., A효력으로 1100I.U.나 포함하고 있는 점은 과일 중에서 최고이다. 비타민 C는 당질은 주로 자당, 산

은 주로 구연산이다.

일반적으로 날로 먹는 것보다 말린 살구나 통조림, 잼으로써 많이 사용되지만 말린 살구도 변비를 치료하고 식욕을 촉진한다고 한다. 또한 종자를 건조시킨 행인은 가래를 제거하거나 완화제로서 이용되거나 한다.

〈수박〉

본래는 야채이지만 단맛이 많기 때문에 과일로서 사용되고 있다. 성분적인 특징은 수분과 단맛이 풍부하다는 것 외에도 칼륨이 많은 점에 있다. 수박이 신장병에 좋다고 하는 것은 당분 속의 과당과 칼륨이 주역이 되어 이뇨 작용에 의해 부종을 제거한다고 하는 점과 수박에 포함되는 어떤 종류의 아미노산이 요소를 배출하는 작용이 있어 요독증을 막기 때문이라고 생각된다.

고래로 이용되어 온 수박당이라고 하는 것은 과즙을 조린 엿상의 것으로 이뇨 효과와 함께 해열, 소염 효과도 있다고 생각되고 있다. 또한 중국 요리에서 흔히 나오는 수박씨 볶은 것에는 단백질과 지방이 많이 포함되어 있다.

〈비파〉

비파의 최대 특징은 카로틴이 많다는 것(100g 중의 A효력 230 I.U.)인데 통조림으로 만들어도 거의 변하지 않는다. 신맛도 적고 당분은 9~10%로 상당히 많이 포함되어 있지만 그 대부분이 포도당과 과당이다.

한방에서는 비파 열매는 목마름을 가시게 하고 더위를 떨쳐버리고 상기를 내린다고 해서 위장병, 기침 멈춤, 가래 제거에는 그 잎을 달여서 마시고 신경통, 종기에는 비파 잎을 붙인 알콜액으로 습포하는 것이 옛날부터 이루어지고 있다.

〈무화과〉

산은 주로 구연산으로 그 양은 조금밖에 없지만 당분은 15%로 과실 중에서도 많은 편이다. 적자색은 안토시안계의 색소. 카로틴은 100g 중 30I.U. 밖에 포함되어 있지 않다. 특징으로서 단백질 분해 효소 피틴을 포함하고 있기 때문에 소화를 돕고 장을 조정해서 변통을 좋게 한다.

말린 무화과에는 칼슘이 100g 중에 280mg이 포함되어 있어 과실 중 가장 많은 수치를 나타내고 있는 한편 철도 4.0mg으로 다른 건조 과실보다 많이 포함되어 있다.

무화과의 열매나 잎을 딴 곳에서 나오는 흰 액에도 단백질 분해 효소가 있기 때문에 한방에서는 티눈을 부드럽게 해서 제거하거나 치질 치료에 사용되거나 한다.

〈감〉

단감과 떫은 감으로 크게 나눌 수 있다. 산은 사과산이 주이지만 양은 적고 또한 당분이 12~15%로 많기 때문에 단맛이 강한 과일이 되고 있다. 당분은 포도당, 과당, 자당이 주이고 곶감으로 했을 때의 흰 가루는 포도당과 과당이 섞인 것이다.

비타민 C는 많은 편으로 100mg 중 30mg, 비타민 A 효력도 U.로 과일로서는 비타민 A가 많은 것이라고 말할 수 있다.

덜 익은 감이나 떫은 감의 떫은 맛의 정체는 시브오일이라고 하는 수용성 탄닌 물질이다.

탄닌 물질은 단감의 경우에는 익으면 불용성으로 변화해서 떫은 맛을 느끼지 않게 되지만 떫은 감의 경우는 알콜(소주), 탄산가스, 섭씨 40~50도의 미지근한 물로 처리함으로써 탄닌을 불용성으로 한다. 이것이 소위 떫은 맛 우려내기이지만 탄닌 물질이 없어지는 것은 아니다. 또한 곶감도 탄닌 물질은 녹이기 어려운 형태가 된다.

감에는 이 탄닌이 있기 때문에 너무 먹으면 변비가 되지만 술을 과음했을 때에는 술을 깨는 효과가 있다. 그러나 감에는 조선유, 조단백질 등의 불소화물이 있기 때문에 그다지 소화는 좋지 않다.

또한 감을 먹으면 차가와진다고 하는 것은 감에도 칼륨이 많고 이뇨 작용이 있기 때문에 소변의 양이 늘어난다고 하는 점이나 계절적인 점도 영향을 미치고 있다고 생각된다.

〈파인애플〉

당분은 10% 전후, 산은 0.4~3%, 칼슘은 비교적 많이 포함되어 있다. 비타민 C도 날 것일 때는 풍부해서 100g 중 60mg 있지만 통조림으로 만들면 7분의 1 정도로 줄어들어 버린다. 카로틴도 다소 포함되어 100g의 A효력은 33I.U.이다.

파인애플의 최대 특징은 단백질 분해 효소 프로메린이 과육 속에 있는 것으로 육류를 먹은 후의 소화를 촉진하는 작용을 갖고 있다.

〈바나나〉

당질이 20%로 매우 많고 수분이 적기 때문에 날 것에서는 가장 칼로리가 높은 과일이다. 껍질 째 140g 정도 크기 정도의 바나나 2개는 밥 가볍게 1공기에 상당한다.

덜 익은 과일의 당분은 전분이 주이지만 익으면 과당, 포도당, 자당이 늘고 신맛이 적기 때문에 단맛을 강하게 느끼게 된다.

단백질이 1.3% 있어 과일로서는 많은 편이지만 비타민은 C도 A도 별로 많지 않다(100g 중의 비타민 C 10mg, A효력 66I.U.).

선유는 적어 소화는 좋지만 당분이나 펙틴이 많기 때문에 변통이 좋아진다.

〈포도〉

품종에 따라 당분이나 산의 양이 상당히 다르지만 당분은 많은 것에서는 20% 가까이나 포함하고 대부분이 포도당과 과당이다. 100g 중의 비타민 C는 5mg, A효력이 5I.U.로 비타민류는 많지 않지만 당분이 많기 때문에 칼로리의 보충, 피로 회복에 도움이 된다.

산의 대부분은 주석산과 사과산으로 건포도는 칼로리가 높고 (100g에서 280cal), 특히 철은 100g 속에 2.5mg으로 매우 많은 특징이 있다.

〈딸기〉

최대의 특징은 뭐니뭐니해도 비타민 C가 풍부한 것으로(100g 중 80mg) 감귤류보다 많아 과일 중 최고이다. 색은 안토시안계 색소로 카로틴은 적어 100g 중 A의 효력은 16I.U. 밖에 없다.

흔히 설탕을 뿌려서 먹는 것은 산의 양에 비해 당분이 적기 때문이지만 점점 단맛이 강한 개량종의 출하가 늘고 있다. 펙틴도 별로 많지 않다.

여러 가지 예를 들어 왔지만 결론적으로 말하자면 과일을 먹는 것의 목적은 역시 비타민 C를 섭취한다고 하는 것이 된다. 만일 어느 것인가 하나의 과일을 든다고 하게 되면 비타민 C를 많이 포함하는 과일, 즉 감귤류나 딸기라고 하게 될 것이다.

그러나 앞에서도 서술했듯이 물론 이것만을 먹자고 하는 의미는 아니기 때문에 여러 가지 과일을 즐겨 먹어 주기 바란다.

재배 방법에 따라
영양가가 달라진다

□ 천연 식품이란 어떤 것인가

　최근 천연 식품, 자연 식품의 표시를 둘러싼 화제를 제공하는 모임에 참가할 기회가 있었다. 현재, 모 자연식 판매점에서 시판되고 있는 것은 약 700 종에 이른다고 한다. 그 중에 토마토 쥬스, 토마토 케찹이 있고 원 재료명에 '천연 토마토'라고 하는 표시가 있었다. '천연 토마토'라고 하는 것은 도대체 어떤 것을 말하는 것일까? 심술궂게 말하자면 거리에 '인공 토마토'라는 상품이 있기 때문에 구별한 표시라고 하면 그 '인공 토마토'라는 것을 뵙고 싶다고 생각한다.
　과채류의 하나인 토마토는 원래 남미 페루의 원산으로 유럽에서 들어오고 나서는 그 모양, 색 등으로부터 '사랑의 사과'라고 하는 애칭으로 친숙해졌다. 토마토라고 불리는 일상 식품으로서 식탁에 오른 것은 국내에서 묘종을 넣어서 만들고 나서이다. 우리가 이것에 길들여지고 약간 강한 냄새도 태연하게 먹을 수 있게 된 것은 근대에 들어오고 나서이다.

재배에는 온난한 지방이 적합해서 노 지재배에서는 6월부터 9월까지가 수확기이다.

해방 후 이 토마토에 대한 기호가 급속히 높아져서 생산 농가도 이것에 응해 온실이나 하우스 내에서 재배하는 시설 원예의 발전과 함께 토마토는 1년 내내 청과물 시장에 모습을 보이게 되었다.

그런데 '천연 토마토'라고 선전하고 있는 토마토를 원료료 한 케찹 메이커는 아마도 노지 토마토의 완숙한 것을 이용한 것이리라. 그것은 하우스에서 재배한 것에 비해 맛도 좋고 영양가도 높기 때문에 '천연'이라고 선전하고 싶었을 것이다.

그러나 청과물, 생선(生鮮) 식품에 '천연'이라든가 '자연'이라고 하는 말을 사용하는 데에 대해서 소비자의 태도는 엄격하다. 소비자의 입장에서 본다면 '천연'이라고 해도 좋은 것은 재배, 양식한 것 뿐만 아니라 잔존 농약도 없는 것이어야 한다고 매우 엄격하다.

현재의 야채 생산 농가가 화학 비료나 농약에 전혀 의존하지 않고 소위 '유기 농약', '자연 농법'으로 전환했을 경우 지금의 생산량을 확보할 수 있을 지 의문이다. 그러나 실제로 이와 같은 농법에 뿌리내린 작물이 자연식을 애호하는 사람들에 의해 구입되고 있다. 희소 가치 때문에 당연히 싼 가격은 아니다.

□ 재배 작물의 영양가는 점점 내려가고 있다

작물은 만들어지는 환경이나 재배 방법에 따라서 품질에 차이가 생긴다. 한여름에 완숙한 노지 재배의 토마토와 한겨울에 온실 속에서 재배한 토마토 사이에는 일조 시간의 차이와 자연 바람의 유무에 의해 결과적으로 토마토의 맛과 성분에 차이가 생기는 것은 부득이하다.

시설 원예는 온도 관리나 시비의 점에서 작물의 생장에 적합한 조건을 줄 수 있어도 태양 광선의 조사량까지는 연장시킬 수 없다. 하물며 계절풍을 온실 내에 끊임없이 보내주는 것 등은 불가능하다.

이 결과 광합성(녹색 식물이 빛의 힘으로 흡수한 탄산 가스와 전분 등을 합성하는 것)에 의한 탄산동화작용은 한여름의 태양 광선 아래에서의 그것에 필적할 만큼의 것은 되지 않는다. 또한 풍압에 견디는 것 같은 튼튼한 뿌리를 뻗지 않기 때문에 비료의 흡수도 적어진다. 자연히 맛의 점에서도 어딘가 다른 차이가 생긴다.

토마토를 예로 들어 이 원인과 결과에 대해 필자의 실험례로 설명해 본다.

1월 중순, 온실에서 재배되어 산지에서 미리 포장된 속성 토마토, 품종은 파스트종, 1개 285g 크기의 비타민 C의 함유량은 15.21mg% (100g에 포함되는 mg수), 1개 250g 크기의 쪽은 13.36mg%라고 하는 결과가 나왔다.

식품분석표(일상 식품의 성분 분석표)에 따르면 토마토의 비타민 C는 20mg%로 표시되어 있다. 식품 분석표 작성 단계에서는 토마토는 연중 공급(사계절을 통해 공급)이 실현되고 있지 않았다. 이렇게 해서 20mg%이라고 하는 수치는 한 마디로 노지 재배의 잘 익은 토마토라고 생각할 수 있다.

이 토마토에는 약 15mg밖에 비타민 C가 포함되지 않는다고 하는 사고 방식은 한여름의 노지 토마토를 기준으로 한 것이다.

역전의 발상으로 보면 연중 공급이 불가능했던 한겨울에는 토마토는 식탁에 오르지 않았다.

그렇다면 토마토의 약 15mg의 비타민 C는 전혀 입에 들어가지 못하게 된다. 이것은 이론이라고 일컬어질지도 모르지만 제로를 기준으로 해서 생각하면 겨울 토마토에는 무려 15mg이나 비타민 C가 포함되어 있다고 하게 된다.

[표1] 노지 재배와 하우스 재배의 비타틴 C의 양

	토마토	오이	레터스
노 지	21	22	8
하우스	15	9	4

(단위 미리그램)

([표1][표2] 모두 100g 중의 미리그램수)

[표2] 야채의 숙기와 비타민 C의 양

	미숙기	수확기	완숙기
토마토	20.7	26.0	17.5
피 망	54.5	90.8	162.7
오크라	51.8	35.6	29.7
오 이	20.3	14.0	10.3
프랑스 메론	10.7	11.0	20.1

청과물, 특히 토마토의 경우 문제가 되는 것은 비타민 C의 함유량이 많으냐 적으냐의 차이보다 그 토마토가 어떤 상태일 때에 적과(摘果)가 되느냐이다.

토마토는 꽃을 피우고 수분(受粉) 후 대개 40일이나 50일에 완숙한다. 토마토가 다 크고 엽록소가 분해를 시작하는 것이 과령 25일째로 과일 꼭대기 부분이 서서히 물들기 시작하는 것이 최색기로 과령일로 말하자면 약 40일째 정도이다. 토마토의 품종 고유의 색이 들고 아직 과육이 딱딱한 시기를 도숙기라고 해서 이 시점에서 수확하여 출하한다. 대개 50일째 전후이다.

토마토 케찹이나 토마토 쥬스로 가공하기 위해서는 완숙한 것을 사용하지만 생식용에는 도숙기까지의 것을 출하한다. 토마토를 수확 후에 추숙(追熟)시켜 물들기를 좋게 하는 것은 불가능하다. 이 때의 색은 리코핀이라고 하는 색소로 일단 카로티노이드계의 천연 색소이지만 다른 카로틴과 달리 비타민 A의 효과는 없다. 이와 같이 해서 붉게 익힌 토마토는 영양가는 낮지만 언뜻 보기에 좋기 때문에 상품 가치는 높다.

도숙기부터 완숙까지는 온도, 습도로 조정은 가능하다. 예를 들면, 섭씨 23도의 온도와 습도 85%에서 90%의 조건을 주면 미숙과로 적과한 것이라도 2,3일에 물든다.

반대로 도숙기에 적과한 것을 섭씨 4도에서 10도의 저온에 두고 습도를 85에서 90%로 두면 본래라면 2,3일에 완숙해 버리는 토마토의 완숙기를 7~10일 늦출 수 있으므로 수송면에서 이점이 있다.

토마토의 산지가 도시 근교에 집중하고 있었을 무렵은 노지산이라도, 하우스산이라도 도숙기를 지날 때까지 채취하지 않았기 때문에 맛이 좋은 비타민 C가 많은 것이 시장이나 청과물점에 등장한다.

그런데 근교 야채 생산지가 도시화되고 생산지가 차차 멀어져 감에 따라서 토마토의 채취는 도숙기 이전으로 당겨지고 한결같이 다 뻗은 수송 과정에서 추숙되는 것이 많아졌다.

추숙된 것과 완숙까지 적과하지 않았던 것의 맛의 차이는 토마토 중의 글루타민산의 소장과 관계한다.

예를 들면 과령 70일 정도까지 적과하지 않으면 글루타민산은 차츰 증가해 간다. 그런데 40일째에 저고가해서 보존해 두면 글루타민산은 서서히 감소하고 반대로 감마 아미노산이 차츰 증가해 간다.

이것도 일단 토마토 과육 내의 감마 아미노산은 글루타민산의 대사 산물임이 식물 생화학적으로 증명되고 있다. 그러나 이것만으로 완숙 토마토가 맛있고 추숙 토마토가 맛없다고는 말할 수 없다.

토마토가 정상 숙성에서 완숙, 과숙으로 변화하는 과정에서 당분이 가장 변화하고 펙틴의 질도 변화해서 맛에도 영향을 미친다.

토마토와 같은 과채류는 연작을 싫어한다고 일컬어지는 것은 역시 병해에 약한 작물이기 때문으로 그 원인은 바이러스라고 한다. 화학 비료에만 의지하고 같은 토지에 보성 재배, 억제 재배로 억지로 권하면 작황도 떨어지고 맛도 영양가도 저하한다. 그 때문에 온실 재배의 경우 등은 흙을 증기 소독해서 병원 바이러스를 퇴치하고 다시 비료를 뿌려서 흙을 바꾼다고 하는 세밀한 재배 관리를 계속하고 있다.

청과물 중에서 오이나 레터스의 경우도 노지의 것과 시설의 것에서는 비타민 C의 양에 차이가 생긴다. 토마토의 경우와 같은 식물 생리의 결과일 것이다.

본래 천연물인 청과물을 그 생리적인 조건을 그대로 살린 노지 재배라고 하는 것은 환언하면 '흙이 만들고 싶어하고 있는 것을 만든다'고 하게 될 것이다. 그것이 '천연'이라고 하는 이름으로 부를 가치가 있다고 할 수 있다. 노지이든 온실 내이든 풍부한 흙이라면 정상으로 숙성시킨 것을 모두 '천연'이라고 해야 할 지도 모른다.

그러나 청과물은 본래 천연이어야 하는 것이기 때문에 특별히 천연 토마토다, 천연 양배추다, 천연 오이다 등이라고 할 필요는 없을 것이다. 사정이 허락하면 야채, 과일 등 모두 천연의 조건하에서 무리가 없는 작형으로 흙이 만들고 싶어하고 있는 것을 만든다고 하는 원점으로 되돌아갈 필요가 있지 않을까?

마지막으로, 야채라고 하면 비타민 C나 비타민 A의 공급원이라고 생각하고 있는 사람이 많다고 생각하지만 중요한 미네랄의 공급원도 있다. 칼륨이나 나트륨도 재배지, 조건, 기온, 품종에 따라 차이가 생기는 것이다.

비타민 C도 역시 완숙기가 반드시 최고는 아님을 알아야 할 것이다.

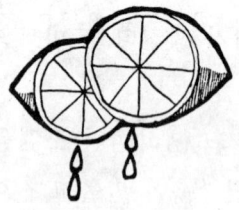

허약체질에 도움되는
영양이 풍부한 고급 야채를 쉽게 재배하는 법

□ 사라다만으로 보충할 수 없는 야채 부족을 위하여

최근에는 너무 야채를 먹지 않게 되었다고 한다. 그것은 식생활의 양풍화에 따라서 육식 중심의 식사가 된 점, 또한 노지 야채(밭에서 재배한 야채)의 재배가 기후에 좌우되는 경우가 많아 가격 변동이 심하기 때문에 아무래도 고가가 되기 쉬운 점, 더욱이는 보존이 별로 들지 않는 점 등의 제사정이 원인이 되고 있는 것이라고 생각된다.

그러나 한편으로는 사라다 요리를 전문으로 다루는 사라다 숍이라고 하는 가게도 각지에 생겨서 젊은 여성을 중심으로 크게 번창하고 있다고 하는 현상도 또한 볼 수 있다. 정말로 사라다붐 도래라고 하는 느낌이 있지만 이 풍조도 노골적으로 상찬할 만하지 못한 몇 가지의 문제점을 갖고 있다.

이것도 사라다 숍의 이용 객층이 대부분은 젊은 여성이 차지하고 있는 사실에서도 알 수 있듯이 비만을 해소하기 위한 미용식으로서의 효과나 별로 영양과는 관계가 없는 패션적인 점에 이 붐의 중점이 있는 듯이 생각되기 때문이다.

 더구나 사라다에 많이 이용되는 것은 양배추, 레터스, 샐로리 등의 흰 빛이 도는 색의 야채 즉, 담색 야채이기 때문에 비타민 C는 충분히 섭취할 수 있었다고 해도 시금치, 피망, 당근 등 녹황색 야채에 한층 더 많이 포함되어 있는 비타민 A의 효력이 있는 카로틴이나 미네랄 등은 생각한 만큼은 섭취할 수 없게 된다.

 사라다 붐은 야채 부족 해소의 일조는 되어도 그것만으로 만전이라고 생각할 수는 없다고 하는 것이다.

 이와 같은 사라다 붐에 대해서 더욱 수수하지만 야채에 대한 관심이 높아지기 시작한 또 하나의 예로써 관광 농원(임대 농원)에서의 야채 재배를 들 수 있다.

 이것은 대도시 근교의 농가가 일손 부족 해소 대책으로서 생각해 낸 것으로 토양 개량이나 작물 관리 등은 농가에서 실시하고 빌린 일손 쪽은 뿌리기나 수확만을 휴일에 한다고 하는 구조이다.

 그리고 수확한 것은 조건에 따라서 쌍방에서 나눈다고 하는 기브 앤드 테이크 방식을 취하고 있지만 요즘 흙과 친숙할 기회가 적은 도회인에게는 상당히 호평인 것 같다.

 그런데 이 관광 농원의 큰 특징, 즉 자신이 먹는 야채를 스스로 만든다고 하는 것을 더욱 간단히 실시하는 능숙한 방법으로서 물재배를 들 수 있다.

 물재배는 노지 재배와 같이 기후 조건에 좌우되는 일없이 더구나 극히 단기간에 야채를 육성시킬 수 있다.

 영양가의 점에서는 노지 재배의 야채에 비해 다소 뒤떨어지지만 밭도 필요치 않고 가정에서 간단히 신선한 야채를 만들 수 있다고 하는 많은 메리트를 아울러 생각하면 물재배에는 그런 결점을 보충하고도 남음이 있는 것이 있다고 말할 수 있을 것이다.

이 물재배의 원형이 된 것은 수경 재배라고 하는 재배 방식이지만 그것을 위한 농원이 국내에 설치되었을 때에 견학하러 간 적이 있다. 적당한 온도를 유지한 온실 속에서 토마토, 양배추, 레터스, 셀로리 등이 재배되고 있었다.

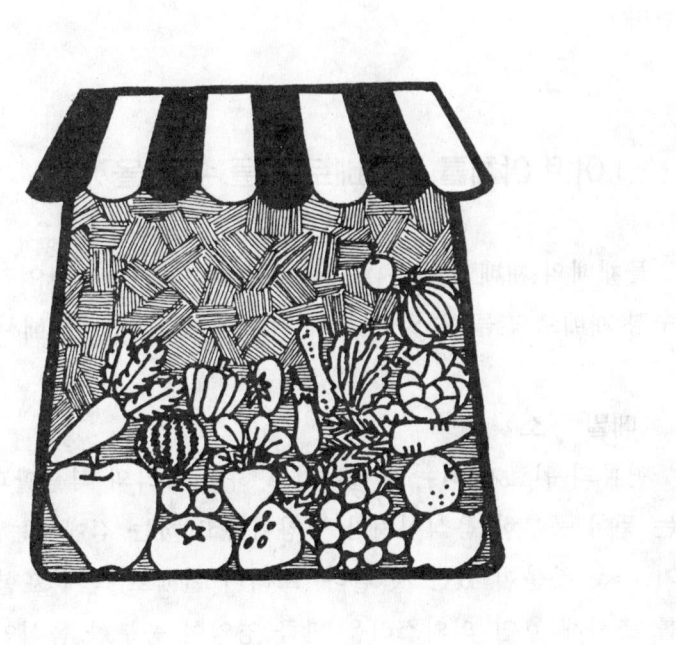

원래 이 수경 재배가 시작되게 된 것은 해방 후의 일이다. 미국인은 퇴비로 육성한 야채를 기생충의 알이 붙어 있어 비위생적이라고 해서 먹기를 싫어했지만 그렇다고 해서 야채를 전혀 먹지 않아도 된다고 할 수 없다.

그래서 식품 위생상으로도 청결한 야채를 만들려고 수경 재배라고 하는 방법이 고안되어 수경 재배 용지가 마련된 것이다.

수경 재배는 보통 모래땅에서 이루어지지만 예를 들면 사막 지대 등에서도 재배는 가능하다.

그런데 이와 같은 수경 재배를 좀더 소형화한 야채의 촉성 재배법이 물재배이다. 그럼 물재배에 의해 어떤 야채를 만들 수 있을까? 또 그 재배 방법은 도대체 어떻게 하면 좋을까? 다음에 서술해 가기로 한다.

□ 어떤 야채를 물재배로 만들 수 있을까?

물재배의 재배 방법은 나중에 설명하기로 하지만 여기에서는 우선 수경 재배로 만들 수 있는 새싹 야채를 몇 가지 선택해서 소개한다.

〈메밀 채소〉

면류의 원료가 되는 메밀이라고 하면 우리의 식생활과는 뗄 수 없는 풍미 풍부한 음식이지만 영양이라고 하는 점에서는 자칫 경시되기 쉬운 부분이 있는 것 같다. 그러나 실제로 속에 포함되는 영양소를 조사해 보면 의외스러울 만큼 영양이 풍부한 음식임을 알 수 있다.

예를 들면, 단백질도 역시 메밀에 포함되어 있는 것에는 리진이나 트립토판 등의 필수 아미노산(몸 속에서는 생성이 어렵기 때문에 음식으로부터 받아 들여야만 되는 아미노산)이 많아 질적으로 뛰어난 것이다.

또한 비타민 B₁, B₂ 등의 비타민류나 비타민 P류인 루틴(혈관을 강하게 하는 작용이 있기 때문에 동맥경화를 예방하는 효과를 기대할 수 있다) 등도 풍부하게 포함되어 있다고 하는 식으로 평소 영양가가 부족하다고 믿고 있었던 메밀도 우습게 여길 수 없다고 하는 기분이 든다.

메밀의 원료가 되는 메밀가루는 과실로 만들어지지만 루틴은 줄기나 잎 부분에 보다 많이 포함되어 있다. 따라서 물재배에 의해 육성한 메밀잎을 먹는 것은 매우 유효하고 또한 메밀의 다른 맛을 즐기도록 권할 수 있다.

〈알파루파〉

별로 듣지 못한 이름이지만 원래 목초이다. 미국에서는 생야채로서 혹은 엿기름으로서 널리 이용되어 상당히 간단한 생선(生鮮) 식품이 되고 있다.

국내에서 알파루파가 식용으로써 알려지게 된 것은 불과 1,2년 전의 일로 그 계기는 다음과 같은 것 때문이었다. 즉, 종래, 국내에서는 대두나 납두 혹은 블랙마페 등을 엿기름의 원료로 하고 있었지만 이들의 주요 수출국인 비얀마, 타이가 심한 기후 이변의 습격을 받아 수확량이 격감해 버렸다. 그 때문에 가격이 10배 가까이까지 뛰게 되었다. 그래서 궁여 지책으로 미국에서 엿기름의 원료로 활발히 이용되고 있는 알파루파를 사용해 보면 어떨까 라고 하게 된 것이다.

알파루파에는 양질의 단백질이 많이 포함되어 있고 맛도 좋아 숨은 푸성귀를 먹고 있는 것 같은 느낌이 든다. 재배를 시작해서 1주일

쯤 지나면 5cm 정도의 길이로 새싹이 자라서 먹을 수 있게 된다.

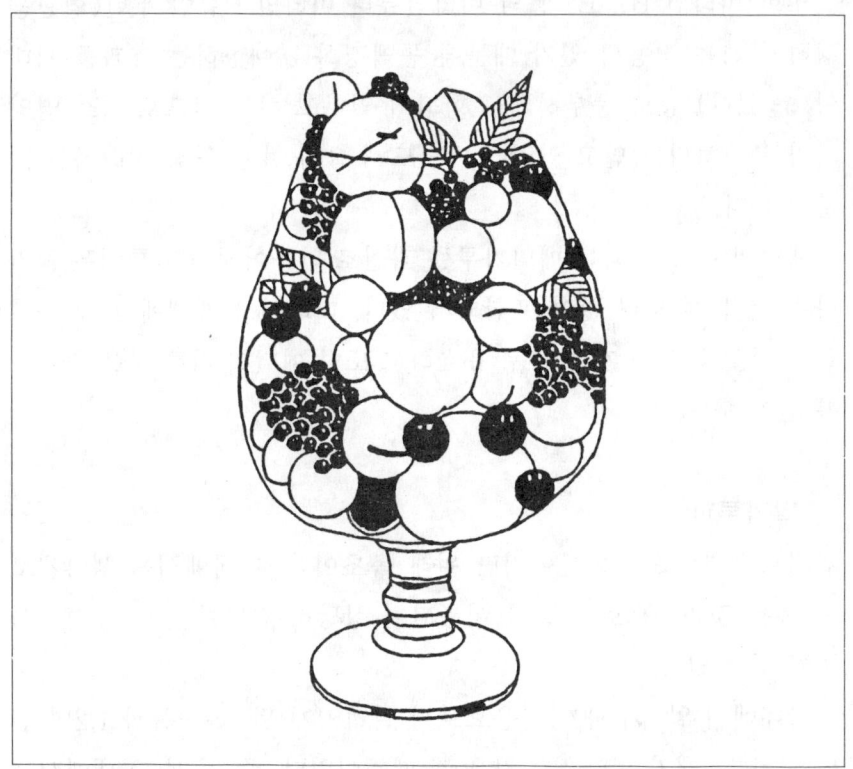

〈기타〉

그 외에 파세리 등의 잎이나 줄기를 먹는 서양 야채도 만들 수 있고 더욱 보편적인 수경 재배에 가까운 방법으로 실시하면 토마토, 가지, 양파, 오이 등도 재배가 가능하기 때문에 촉성 재배라고 하는 상당한 것이다.

우선 간단한 물재배부터 시작해서 이윽고는 본격적인 야채 재배로까지 손을 뻗치게 되면 한층 더 만드는 즐거움은 더하는 게 아닐까?

제6장 야채와 과일은 허약체질을 건강한 체질로 바꾸어 준다 · 253

□ 간단히 할 수 있는 물재배의 방법

그런데 여기에서 스스로 실제로 야채의 물재배를 해 보려고 하는 사람을 위해 그 방법에 대해서 설명하기로 한다.

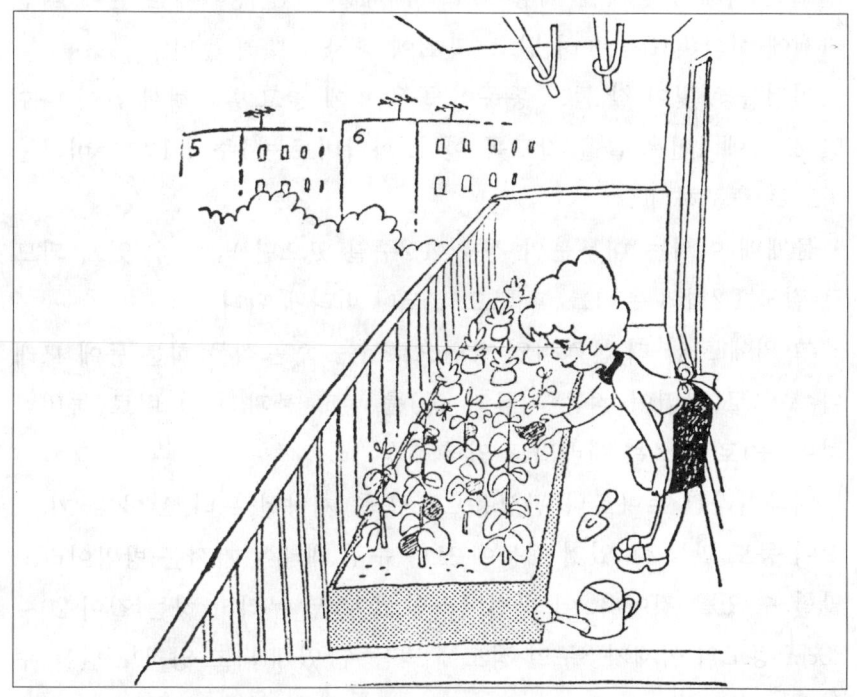

우선 그릇으로서는 과일이 잘 채워져 있는 것 같은 플라스틱제의 용기 등이 적당하다. 여기에 물을 넣고 예를 들면 파세리(뿌리가 달린 것), 미나리, 크레송 등의 찌꺼기를 뿌리째 용기에 넣어 둘 뿐으로 충분하다. 물의 양은 뿌리가 가려질 정도가 적당하지만 이 경우 뿌리가 조금 수면에서 나와 공기에 닿도록 해 두는 것이 중요하다.

더구나 이것에 하이포넥스 등의 수경 재배 화학 비료를 흘려 넣어두면 물 뿐인 경우보다 더욱 빨리 생육한다. 화학 비료의 양은 딸기의 플라스틱 용기를 이용하는 경우라면 귀이개로 2, 3개 정도라고 하는 것이 적당할 것이다.

또한 야채의 종자를 이용해서 물재배를 하는 경우에는 물에 적신 가제에 화학비료를 흘려 넣고 그 위에 종자를 뿌려 둔다.

이것을 햇빛이 잘 들고 통풍이 좋은 곳에 놓고 발아해서 싹이 나오면 2,3일에 1번은 물을 갈도록 한다. 화학비료는 1주에 1번 추비하는 정도로 충분하다.

물재배 야채는 대부분의 경우, 1,2주일 있으면 먹을 수 있게 되므로 결국 1,2회의 추비를 할 뿐으로 끝나 버리게 된다.

그 외에 조금 더 본격적인 방법으로서는 좁은 식목 화분 등에 모래나 부엽토(낙엽이 썩은 기름진 흙)를 넣고 물과 유기 비료(녹비나 퇴비 등)로 기르는 재배법도 있다.

여름이라면 토마토나 관상용으로 품종 개량된 프티, 토마토, 가지, 오이 등도 만들 수 있기 때문에 보다 수경 재배에 가까운 방법이라고 말할 수 있을 것이다. 이 방법이라면 스무 날 무라고 하는 길이 20~30cm 정도의 야채가 3주일 정도에 먹을 수 있게 되고 양파도 만들 수 있다.

단, 이 경우 노지 재배와 달리 한정된 땅 속에서 뿌리를 뻗게 해서 키우기 때문에 비료가 떨어질 우려가 다분히 있다. 따라서 물 빠짐을 좋게 하고 비료도 1주에 1번은 잊지 않고 주도록 해야 한다.

이런 주의를 지키지 않으면 생육에도 영향을 미쳐 재배에 지장을 초래하게 되지만 그와 같이 손이 가는 만큼 또 손으로 만드는 즐거움도 늘어나게 된다고 생각한다.
 더구나 최근에는 비료도 필요하지 않고 온도나 통풍 등에도 배려할 필요가 없는 물재배용의 기계가 종자와 함께 팔리고 있다.

 지금까지 서술해 왔듯이 물재배에 의한 새싹 야채 만들기는 토지도 없지만 시간도 없는 현대인에게 있어서는 알맞은 원예이다. 베란다나 방안에서나 간단히 만들 수 있기 때문에 야채 부족 해소라고 하는 실용적 가치 외에 꽃을 키우거나 하는 것과 같은 즐거움이 있어 바로 일석이조라고 말할 수 있을 것이다. 그리고 자칫 무미 건조해지기 쉬운 우리들의 생활에 윤택을 주는 역할을 해 주는 게 아닐까?

 이상으로 허약체질을 예방하고 치료하기 위한 대책 마련을 목적으로 관계가 있는 부분을 여러 가지 면에서 심층 분석하고 조명해 보았다. 연구 과정에서 얻어진 결과로 볼 때, '허약체질의 도래'는 '건강의 실종' 내지는 '건강의 악화'를 의미한다고 하는 사실이다.
 따라서 허약체질을 예방하기 위해서는 무엇보다도 '건강을 지키려는 노력'이 선행되어야 하고, 그러기 위해서는 평소의 식생활에서부터 '건강식'을 실행해야 한다는 것이다.
 인간은 태어날 때부터 모두 허약하거나 건강하다고는 생각되지 않는다. 물론 부모의 영향을 받지 않는다고는 할 수 없으나, 선천적인 건강 조건보다는 후천적인 건강 생활이 더욱 중요하다는 것을 알 수 있다.
 예컨대, 태어날 때 4.2kg의 체중으로 태어난 아기와 2.8kg의 체중으로 태어난 아기의 예를 볼 때, 많은 사람들은 4.2kg으로 태어난 아기가 2.8kg의 체중으로 태어난 아기에 비해 더욱 건강체질을 지니고 태어났을 것으로 생각하기 쉽다. 그러나 그 두 아기가 자라면서 겪게 되는 환경에 따라 태어날 당시의 상황과는 딴판으로 전개되는 경우를 접할 수가 있다. 4.2kg의 체중으로 태어난 건강해 보이는 아기가 의외로 잔병치레를 많이 하고, 자라서도 상당히 허약한 체질을 가지고 있는 경우가 있다. 반대로 2.8kg의 체중으로 태어나 부모의 걱정 속에서 출발했던 그 아이는 자라면서 점점 건강하게 되고 성인이 되어서는 어느 누구보다도 건강한 체질을 보유하게 되는 경우가 있다.

이러한 예는 무엇을 말하는가?

'건강 생활'이 체질을 변화시키는 것이다. 허약체질을 보유하고 늘 건강의 위협 속에서 살아가느냐, 아니면 건강체질을 보유하고 항상 건강한 눈빛으로 세상을 당당하게 살아가느냐 하는 것은 바로 자신의 의지에 달려 있다. 당신의 선택은 어느 쪽인가?

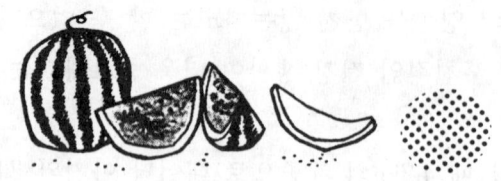

> 판권
> 본사
> 소유

현대가정의학시리즈-38

허약체질 예방과 치료법

2013년 9월 25일 인쇄
2013년 9월 30일 펴냄

지은이　현대건강연구회
펴낸이　최상일
펴낸곳　태을출판사
주　소　서울특별시 중구 동화동 52-107 동아빌딩내
전　화　02·2237·5577
팩　스　02·2233·6166
등　록　1973년 1월 10일 제 4-10호

ISBN　89-493-0426-0 13510

* 잘못 만들어진 책은 잘된 책으로 바꾸어 드립니다.

• 주문 및 연락처
　우편번호 100-456
　서울특별시 중구 동화동 52-107 동아빌딩내
　전화 02·2237·5577 **팩스** 02·2233·6166